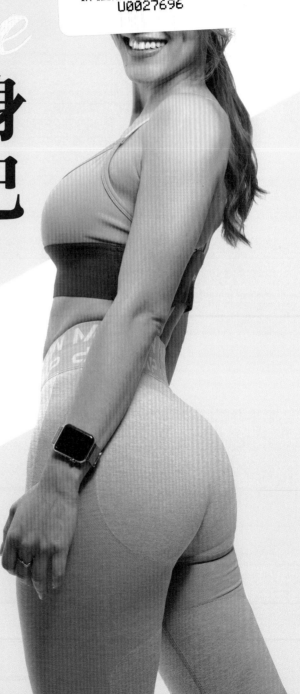

20組背腰臀腿訓練×7日健身課程，
增肌燃脂·居家徒手訓練攻略

Ashlee

陪你 用健身
改造自己

Ashlee ——著

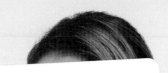

懂吃懂練，做自己的健美女神

開啟這本書的你，或許已經認識我，或只是被封面標題吸引進來，在這邊先對想改變自己的人，來個自我介紹。

我是 Ashlee，有些人叫我咻咻。在誤打誤撞成為健身 YouTuber 以前，我是一個對自己身材不滿意甚至到絕望程度、跟大家一樣覺得要變瘦變美怎麼這麼難的人。

我身高不高（158cm) 骨架小，從小的身形算吃香，因為肥肉可以安穩地躲在寬鬆衣服下，旁人認為我瘦瘦的，也頗受異性歡迎。偷偷告訴你們，在開始談戀愛以來，我的戀情基本上是沒有中斷過，一直都有人陪伴。

一直到了二十五、六歲後，我的生活有了很大的轉變。我從在台北每天局滿滿的生活，搬回較為平靜的桃園，從害怕孤單到必須長時間跟自己相處。搬回桃園後不只是生活圈變得狹小，也不像在台北有很多事情可以做。感情經歷了兩年空窗，所以重心從談戀愛轉到事業上，我也利用了這個時間好好跟自己對話。

那時候的我渴望感情，因此好好審視所有可能造成前所未有空窗的原因，一個最簡單粗暴的解讀：我發覺到自己的身材已經失控！

我知道外表不是全部，但它卻是吸引人的第一步。

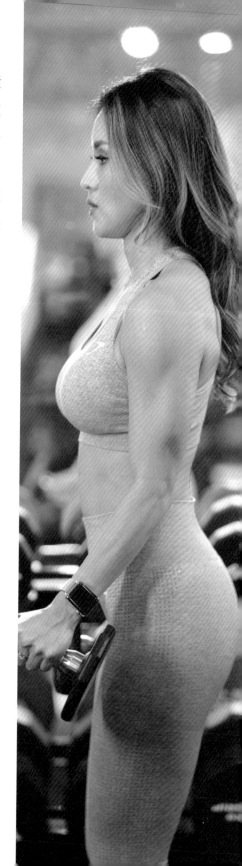

這一路上，我嘗試了不同的方式，身材還是沒有變化。但我明明看到很多國外明星網紅擁有我嚮往的身材，別人是怎麼辦到的？為什麼我不行？

經過努力不懈的找答案，我終於學習到正確的知識及適合自己的方法。一直到現在，體態管理對我來說已經不是太困難的事。

在追尋目標的路上也發現，健身帶給我許多好處，身材變好不過是附加價值罷了。所以我想把我走過的路、我學到的精髓，分享給你們。雖然在分享的過程中，有時花了很多時間心力的作品沒人看，甚至遭受負面批評，出現很多的失落跟自我懷疑，心中不禁出現：「我真的該繼續做下去嗎？」但想到一個影片、一則貼文，只要對一個人有幫助，我就感到十分的滿足，這也成為我持續經營 Youtube 跟 Instagram 的動力。

你期望自己能更好嗎？你想要提升生活品質嗎？透過這本書的分享，希望能讓你少走彎路，以簡單易懂的方式追尋並達到你的目標，這是我的快樂來源。

不管怎麼樣我都希望這本書看完，能讓你帶走點什麼，讓你更接近自己的目標跟夢想。一起加油！

Ashlee

Contents

Part 2 | 居家健身訓練計畫

健身菜單安排

Part 1

健身前，
你要知道的事

" 為何而練、該怎麼練？
打好基礎觀念再開始吧！ "

我的健身起始之路其實很膚淺，
單純只是想要變瘦、變美而已。

剛開始跌跌撞撞、自己摸索、做功課，
也遇到了很多瓶頸與撞牆期，
卻也讓我對健身更加好奇，進而投入鑽研。

接下來要分享的，是我個人還有許多朋友常遇到的問題，
希望對每一個即將投入健身的你，有所幫助！

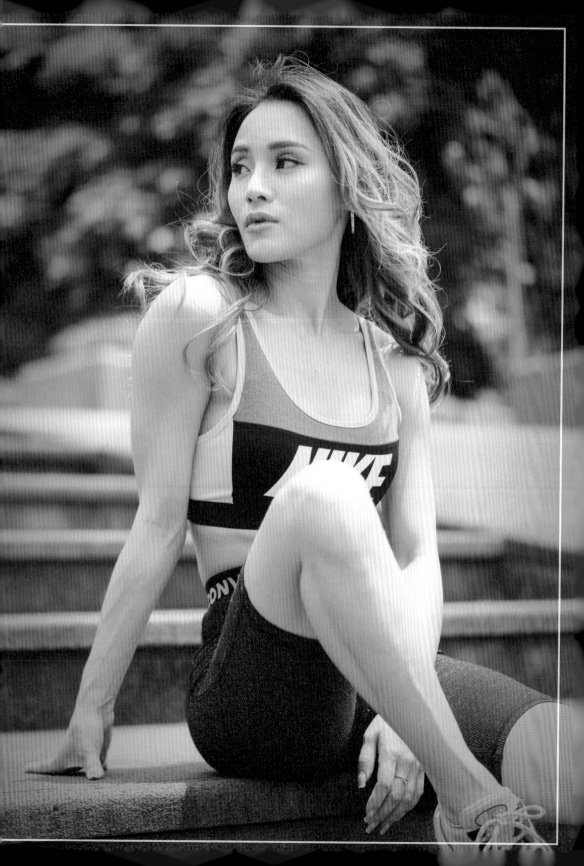

從討厭運動到開始健身

　　妳是否想過，自己是什麼目的跟原因而想要健身呢？例如想要更健康、想擁有好身材、想增強體力，或是提高運動表現等等。坦白說，當初我會想要開始健身，最主要的目的，就是想要讓自己變美！沒錯，就是這麼簡單膚淺的理由，讓我踏上健身之路。

　　眼看著我的皮膚和身材已經失控，敵不過歲月摧殘及地心引力的威力，即便吃得比以前少，肚子上的游泳圈卻愈來愈厚，臀部也是垂成一個正方形，又扁又方……，我心裡明白我需要做點改變。

　　在發覺到自己身材嚴重變形後，我決定踏入健身房。這對我來說是一個很大的突破，因為我從小是運動絕緣體，甚至覺得自己是沒有運動細胞的人，運動很累還會流汗，我從中找不到任何樂趣。

　　還記得國高中上體育課時，我總喜歡躲在樹蔭下跟老師說我不舒服，其實也就是在運動這件事情中我沒有獲得快樂及成就感，我選擇逃避，就連大學的體育課也被當掉。

　　但當時我真的走投無路了，我不知道除了運動還有什麼樣的方法可以挽救自己。於是我到了健身房，對我來說這是一個異常陌生的地方，我心裡的OS是：我是誰？我在哪？我在幹嘛？

　　站在這裡我覺得自己是局外人，完全不知道這些長得奇奇怪怪的機器到底是幹嘛的？旁邊的人是不是覺得我很蠢？他們是不是看得出來我什麼都不會做？害怕與緊張的恐懼感充滿我。

接著，我看到跑步機，就像看到神一樣，因為我知道怎麼走路！我站上跑步機開始奮力地跑，在跑步的過程中很喘很痛苦，我一直不斷地鼓勵（催眠）自己，我正往改變自己的路上奮力地跑。

堅持了好幾個星期，我終於體會到運動後那種身心舒暢、釋放壓力、多巴胺爆棚的快樂感覺。滿心期待地站上體重計……超開心！我體重降低了！但轉身照照鏡子，失落跟挫折感完全掩蓋掉幾秒鐘前的開心。沒錯！我的體重是掉了，鏡中的自己雖然變小號了一點，可是我的身體還是鬆垮垮、屁股還是扁扁垂垂的正方形，背面還是虎背熊腰像個大媽一樣，我不禁懷疑自己這輩子是不是沒機會美美的穿上我在美國買的丁字褲。

我很迷惘。不敢說盡全力，但我也盡了 99% 的努力了，為什麼我的身材還是長這樣？還記得那時候加入的健身中心是很小型的健身房，並沒有專業的教練可以諮詢與指導，只有負責處理故障器材跟注意有沒有人受傷的巡場教練。

我厚著臉皮已哭的靠近巡場教練，把我心目中理想的體態照片給他看，告訴他：「我想要變這樣，我該怎麼做？」

當時的教練很熱心回我：「妳要練肌肉！」、「妳要重量訓練」！

我 OS：「肌肉怎麼練？」、「什麼是重量訓練？」、「我會不會變金剛芭比？」、「我想要的身材真的需要肌肉嗎？」

礙於我當時臉皮薄，覺得巡場教練沒有義務教我，我不好意思佔用他的時間，只好把這些疑問帶回家問了 google。

就這樣自己一路慢慢摸索，雖然也走了不少冤枉路……，但也慢慢的找到了樂趣與成就。如果你跟我一樣，曾經是運動絕緣體或是健身新手，不要害怕跨出第一步，每個人都可以因為健身遇見更好的自己！

為什麼妳該重訓？

重訓（重量訓練）指的是我們在適應阻力的過程，被刺激的肌肉會變得更大更強壯。

重訓的好處

一、幫助肌肉成長和保留肌肉

隨著年紀的增加，肌肉流失的速度也會加快。而重訓可以增加肌肉量，並改善因年齡增長導致的肌肉流失。應該沒有人希望老的時候，身形因為沒有肌肉的支持而線條整個往下掉吧？

二、增加骨質密度

降低骨質疏鬆的風險。有研究指出，肌肉量愈多，壽命也會愈長，還能降低罹患心血管疾病的機率。

三、提高減肥的效率

重訓增加的肌肉可以提高「基礎代謝率」，雖然有氧運動也有減肥的效果，但效果卻不如重訓，除了長肌肉外，做完重訓後會產生「後燃效應」（after burn effect）。

所謂後燃效應是指，當我們做完阻力訓練之後，身體是持續在燃燒熱量的，會持續到運動過後的幾個小時。甚至你在睡覺時，一樣在燃燒熱量，燃

燒脂肪。相較之下，有氧運動的瘦身效果就沒有這麼持久。

四、改善體態

女生都愛漂亮，重訓可以練出翹臀和馬甲線。肌肉經過重訓成長後，就像是穿了一件隱形的塑身衣在身上，可以調整妳的身形，不論是駝背、圓肩、姿勢不良等等，都有矯正調整的效果。甚至可以把身體某部位調整回它原來的樣子，例如：煎餅屁股、游泳圈、副乳、掰掰袖等。

在知道重訓對於雕塑身材的成效，以及重訓帶來的各種好處後，相信大家更加願意跨出第一步吧！

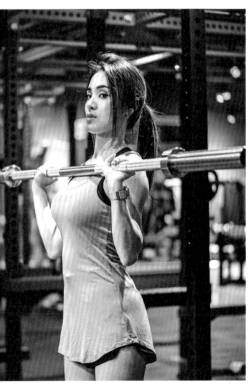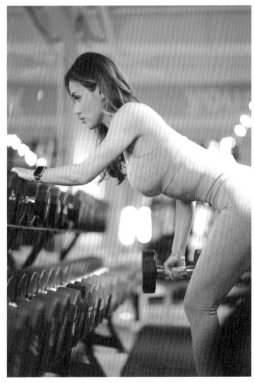

❖ 重量訓量有許多好處，可以增加肌肉量、雕塑身型！

沒去過健身房，該怎麼開始？

　　老實說，剛加入健身房時我超級不自在，感到非常陌生、覺得自己不屬於那裡。

　　在家中挑衣服時，我心中的小劇場就開始上演……，我選這個短褲是不是讓我的橘皮組織暴露無遺？這貼身運動 Leggings 是不是讓我的垂屁股看起來更垂？無袖背心讓我的蝴蝶袖飛出來了；這件衣服可以，但看起來肚子好凸；該穿哪一雙鞋才不會被看穿是個菜鳥？

　　全副武裝到了健身房，我真棒！我鼓起勇氣踏進來了！但一秒過後依然覺得自己不屬於這裡……，這些冰冷的機器，我怎麼知道怎麼用？我做這個動作正確嗎？旁邊的人是不是在看我？到底要用多重呢？我會不會受傷呢？我跑步的樣子好像很奇怪，旁邊的人是不是很想笑？各種假設跟擔心在我腦中跑了好幾回合。

　　來～讓我問妳！這世界上最在乎妳的人是誰？沒錯，就是妳自己。大家到健身房運動都是追求自己的健康跟訓練目標，其實沒人有空理妳！沒有人有時間觀察妳，沒有人在笑妳，大家都忙著專注在自己的訓練上。

　　當然現在健身時偶爾會發現，有人把目光停留在我身上，我都告訴自己：「不要懷疑（撩頭髮），人家只是覺得我很正而已！」（哈）

　　剛開始健身時，我除了 google 相關文章、Youtube 影片，還把臉皮練厚，請教健身前輩，不管是巡場教練還是看起來有點會練的人。正在看此書的妳很幸運！妳不需要把臉皮練厚，讓我告訴妳如何開始，一步步做好準備，就不會讓「害怕」、「不知所措」阻礙妳前進！

Step 1 建立自信

建立信心是第一步：你知道自己可以辦到！因為比基尼職業選手或是 Ashlee 也都是從什麼都不懂開始的！

Step 2 設定健身目標

在運動一段時間，並將學到的知識統整一遍後，我發現自己的方向錯了！當時我的體脂約 30％，除了需要降低體脂之外，還要積極對抗地心引力、挽救走樣的身材，也不想要吃一點點東西就發胖。我的理想體態是漏斗型的身材。

我發現要達到上述的目標，根本不是站上跑步機，也不是去做有氧，反而要多做一點阻力訓練，增加肌肉量，減少體脂肪，提高身體的代謝率。我建議正在看此書的妳，先想想自己為什麼想健身？是想減肥瘦身？想變健康？想抗老？想變強壯？增強力量或運動表現？

開始健身前需要先清楚自己的需求，「**設立健身目標**」，做好準備才能事半功倍往正確的方向。

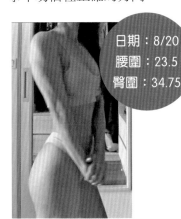

日期：8/20
腰圍：23.5
臀圍：34.75

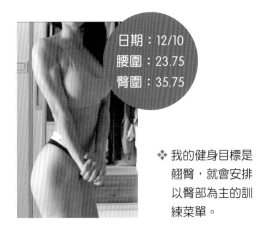

日期：12/10
腰圍：23.75
臀圍：35.75

❖ 我的健身目標是翹臀，就會安排以臀部為主的訓練菜單。

上健身房究竟該準備什麼？基本上就是穿讓自己覺得自在舒適的運動服、合適的運動鞋、會用到的配件。千萬不要穿連在家裡都覺得不是很自信的衣服到健身房。

健身穿搭建議

❶ 運動服：柔軟有彈性、吸溼排汗機能性運動服。

❷ 運動鞋：如果喜歡跑步或其他有氧運動，可以穿著較軟的氣墊鞋或跑步專用鞋；但如果要做重量訓練，特別是練腿的話，請務必穿硬底平底鞋，讓你在訓練中穩定不易受傷。

必備配件

❶ 水壺：在訓練過程中隨時補充水分。

❷ 毛巾：擦汗或墊在器材上保持衛生。

———— Ashlee 的常用品牌 ————

以下這些都是我常用的健身輔具品牌，購買時輸入折扣碼「Ashlee」，還可享有折扣優惠。

拉力帶：https://www.versagripps.tw/

護腕、護膝、護肘、腰帶：
https://www.sbdapparel.com.tw/

翹臀圈：
http://ashleexiu.com

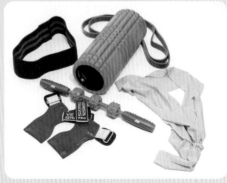

❖ 可以視自人需求，購買健身輔具。

❸ 防護輔助配件：常見的有手套、拉力帶、護腕、護膝、護肘、腰帶、翹臀圈等。我認為剛開始加入健身，最基礎的配備就是手套了，除非你很享受手上長繭。至於其他護具配備，可以視個人情況添購。

Step 4 備好每日的訓練課表

每次去健身前，安排好今天要訓練的菜單內容。讓你一走進健身房，就很有自信的朝著目標訓練器材前進，依照當日的訓練課表，按表操課，依序完成當天設定的功課，這是我認為最重要的一點。如此一來才不會做完這個，還要想一下等等要做什麼，浪費寶貴的時間。

也可以藉此記錄自己的訓練，確保漸進式超負荷（見 p.44 的說明）。如果你不知要如何設計訓練課表的話，可以參考 p.102 的內容，或是依照你想要訓練的部位或需求，設計自己的健身課表。

❖ 掃描此 QR code，免費線上教你如何設計健身課表。

❖ 上健身房前，先安排好訓練菜單，讓訓練更有效率。

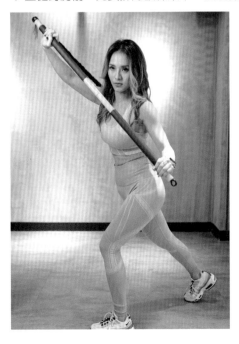
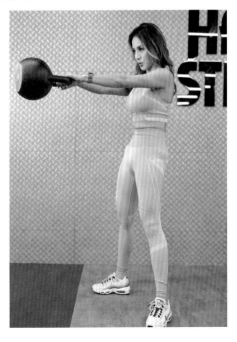

Ashlee 的小提醒

在我做好心理建設以及做足準備開始健身後，也慢慢的學會如何使用器材。經過了好幾個月的練習，也慢慢的步上軌道，這時我再度檢視了自己的身材。

嗯…身材是有稍微緊實一點，但鏡子裡的我離目標還差得遠了！我又開始苦惱，為什麼我已經開始重訓了，身材卻還是長這樣？又一次不斷地找尋答案後，我發覺原來我一直忽略掉一個很重要的因素，就是「吃」，我竟然忽略掉這個占70% 的重要性的飲食。於是，我開始到市場買菜、學料理，雖然當時我只會煮水煮餐。

好身材是怎麼造就的？

大家有聽過「吃、睡、練」吧？要達到好的體態這三點非常重要。

1、吃（飲食控制）

「我這麼努力的運動，當然可以放縱的吃」，這是很多人會有的誤區。你有運動，消耗的熱量確實比不動來得多，但是若要有好看的體態，飲食控制是很有必要的。我們要攝取肌肉成長需要的養分，控制沒營養的熱量、降低體脂肪。第三章會告訴你如何正確的吃。

2、睡

除了睡眠要充足，讓肌肉有時間恢復（肌肉是在休息時成長的），壓力管理也同等重要。壓力會影響身體賀爾蒙的分泌，導致較難增肌、較不易減脂。

3、練（重量訓練）

重量訓練可以有效刺激肌肉成長、增加肌肉量、降低體脂肪、提高代謝及改善賀爾蒙等。

4、記錄

除了「吃睡練」這三要素，我也想提醒大家「**記錄**」的重要，記錄訓練課表可以確保自己是持續在進步的。如果你跟我一樣是以良好體態為訓練目標，記錄體重、體態變化，可以確保自己在正確的路上。

居家訓練可以取代上健身房嗎？

　　時間有限或是外出旅遊不方便上健身房時，可以試著做些居家徒手訓練。也可以買一些家用或是方便攜帶的工具作為健身輔具，例如：彈力繩、翹臀圈或是居家啞鈴（也可以用寶特瓶裝水）。

　　但如果你的訓練目標是健美身型，想要肩背寬、腰窄、屁股翹又有肉的話，我必須老實說，除非你基因特別好，不然光靠居家訓練幾乎是是辦不到的。肌肉成長的機制是要破壞它，啟動再生機制，每每再生它就會變得更強壯一些。但居家訓練的強度有限，當身體對這樣輕的重量無法構成刺激時，成長的幅度就會非常有限。

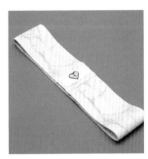

❖ 翹臀圈攜帶方便，很適合旅行與居家健身。

視個人需求，選擇居家訓練或健身房鍛鍊

　　雖然有人說，可以利用高次數組數、低休息時間增加訓練的強度，但這樣的效率很低。打個比方，如果我在家裡做空蹲一百下，跟我在健身房用二十公斤的槓鈴蹲十下，可以達到一樣的效果。現代人這麼忙，時間很寶貴，做十下和做一百下所花費的時間對妳划算嗎？

　　對我來說，居家訓練是初學者入門的好途徑，也是中高階者在時間、空間限制下，能讓身體動一動的好辦法，但無法取代健身房所帶來的效果。

健身初期會遇到的問題

當我的健身之路漸漸步上軌道，正確訓練、正確飲食、正確休息，但心裡還是有很多疑問跟擔憂，以下跟大家分享我也遇過的困惑。

工作、生活、訓練，該如何並存？

訓練開始步上軌道的那段時間，當時我的工作壓力是很大的，非常繁忙，有很多瑣事要處理，那個時候運動對我來說是一種紓壓的方式。我會在腦袋被榨乾或是想暫時跳脫工作時上健身房，因為在訓練時，我會要求自己盡可能的完全專注在肌肉發力和正確完成動作上，這時我的腦切換到另一個模式，只專注在當下的感受，不讓其他想法進入我的腦袋，沒有多餘的空間去想工作的事或其他雜念，呈現類冥想的狀態，我很享受這種感覺。

而健身跟健康飲食也讓我生活整體提升，變得正面、樂觀、快樂，加上體力變好，思路變得清晰，帶來的好處已經遠超乎我原本的預期——變美，人生也變得更正向了。

我很喜歡這樣的狀態、這樣的自己，便自然而然地持續下去了。但我當然也遇過時間不夠、訓練過度導致身體不適，非常抗拒去健身房的時期。這種時候我會讓自己休息幾天，養足精神體力再回去訓練。

若妳還沒辦法達到享受健身成為生活一部分的狀態，可以將訓練視為必做的事，就像你每天必須刷牙、洗澡一樣，練習自律。當習慣健身後，沒練還真覺得哪裡不對勁。

女生重訓後會變金剛芭比嗎？

接觸健身前，我和很多女孩一樣，總覺得重量訓練是男生在做的事，那種太猛烈、太陽剛的重量會不會讓我變太壯？我只想要變瘦、身材變緊實，我沒有要變成金剛芭比。甚至很多女生認為只要跑跑步、做做有氧就夠了。

而一直到現在，健齡至少五年的我，可以很肯定地告訴你：「我們都想太多了！」就像妳擔心每個月存五分之一的薪水到銀行，幾年過後妳就會不小心變成億萬富翁一樣。**肌肉不是你想像中的容易練成，就像沒有刻意理財，你也不會不小心變大富翁的道理一樣。**

女性身體產生幫助肌肉成長的激素本身就不如男性多，在先天條件的限制下，女生要長肌肉本來就比較困難。那些你在現實生活中看到像健美小姐般的精壯女孩，她們大多是經過長期高強度的科學訓練及精密嚴格的飲食計畫，加上驚人的毅力，才有辦法達到的樣子。而那些看起來跟男生一樣壯的女生，她們得付出更多，還必須透過輔助藥物，才可以有這樣的成果。如果妳能跟她們一樣努力，再來擔心自己會不會練得太壯吧！

訓練後怎麼變壯了？！

「我訓練後真的變壯了？！」親愛的，如果你訓練的資歷沒有以年計算，妳那不是壯，是胖！

有少數幸運的人因為基因優勢，隨便練一下就會長肌肉，但以普遍人來說，那些導致妳腿變粗、手臂變大、身材變雄厚的原因只是因為妳的體脂肪不夠低。想像一下，一個原本香腸般粗的肌肉，在經過幾週的訓練後膨脹變成香蕉粗，但是肌肉外層的脂肪並沒有變少，那整體維度變大是很正常的。

這是因為肌肉在經過鍛鍊之後，會呈現充血膨脹的狀態，而體脂肪的消減速度還追不上它，這時妳可以用量尺去量一下自己的身圍，看一下是真的變粗變壯了，還是只是看起來變粗變壯？

　　那既然維度變大變粗，為什麼還要練？

　　妳可以不練啊，靠節食變成沒有曲線的瘦竹竿，或是不練繼續吃，幾年過後妳裸體照鏡子時，就會體會到我說的無法對抗地心引力的走鐘是什麼樣子了。

　　以我自己的經歷來說，開始深蹲後，我的腿反而是變細的。妳要做的事情是增肌的同時降低體脂肪，而健身初學者最大的優勢是擁有「增肌減脂蜜月期」，比長期訓練的人更容易同時增肌減脂，當體脂肪下降後，你的肌肉線條會變得明顯。

2015 年 8 月	2017 年中	2018 年 7 月	2019 年

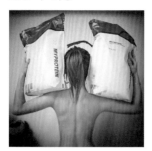 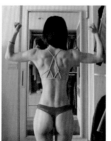 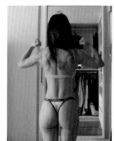 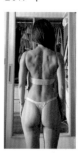

❖ 我的體態進化

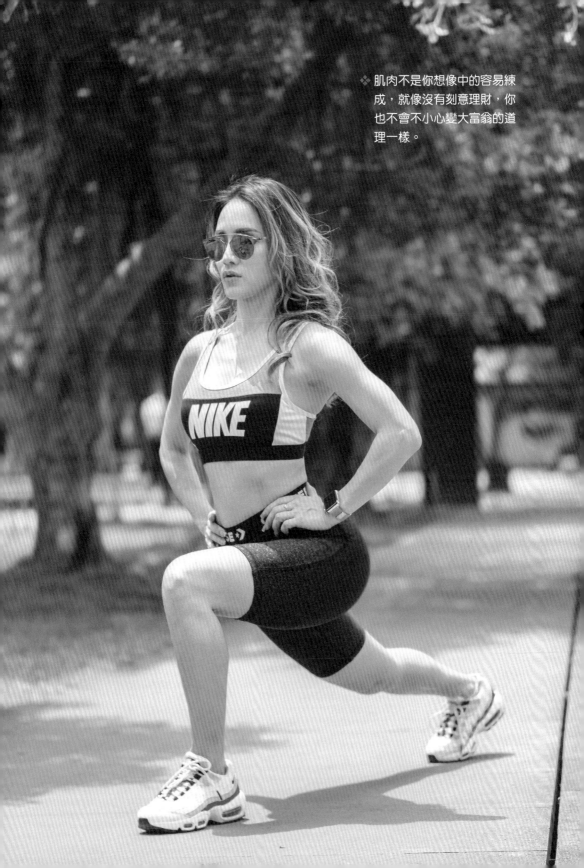

❖ 肌肉不是你想像中的容易練成，就像沒有刻意理財，你也不會不小心變大富翁的道理一樣。

不讓生理期打亂健身計畫

生理期可以訓練嗎？這也是很多女孩心中的疑問。

健齡一直到兩三年的時候，我都是聽從身體的聲音。生理期沒有特別累或是不適，我還是會愉快的上健身房。但總有那些時候，不小心喝太多冰的或是身體又在耍脾氣，頭痛、肚子痛、疲勞等等各種不適感充滿我時，我就會選擇好好休息，讓自己養足體力再繼續，絕不勉強自己。

為什麼有時候一個星期訓練六天都覺得沒問題，但有時一週一練都覺得非常辛苦？在我更深入專研時，發覺這些差異很有可能是我們的生理週期在作祟。

了解妳的生理週期

生理期是指平均二十八天的一個週期，會發生在青春期到更年期的女性身上。

生理期大致分為兩大週期：濾泡期及黃體期。經期及經期結束後，一直到排卵的這段時間是濾泡期，排卵之後一直到你下一次月經來之間是黃體期。在整個生理週期期間，身體會有兩大主宰的賀爾蒙，分別是雌激素及黃體素。

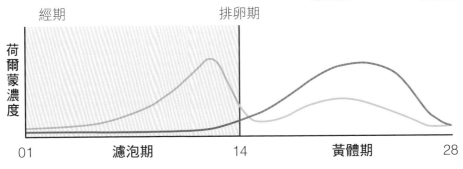

❖ 荷爾蒙的週期變化（天數）

　　我們先來看一個國外的研究案例：這個研究找了 20 個人在為期三個月的期間，使用腿推舉的力量訓練。並將兩隻腳分開進行訓練右腳在濾泡期進行八個訓練，在黃體期進行兩個訓練；而左腳在濾泡期進行兩個訓練，黃體期進行八個訓練。

　　三個月後研究結果顯示，右腳的肌肉成長及力量大於左腳 。這兩隻腳它們的訓練量是一樣的，在不同的生理週期間進行訓練，它所達到的效果竟然是不同的，**濾泡期的訓練效果是大於黃體期的。**

利用生理期安排訓練課表

　　我們已經知道生理週期對身體會產生不同的影響，利用它來優化訓練，讓我們的訓練效益最大化，不是太聰明了嗎？

　　在濾泡期的期間，雌激素達到高峰，接著遇到排卵期它就開始下降，然後漸漸地變少。黃體素則是在排卵期結束之後，開始駛向高峰。該如何配合這樣的生理週期，安排訓練課表呢？

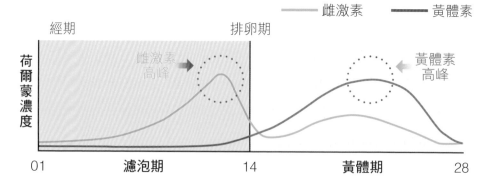

❖ 荷爾蒙的週期變化（天數）

濾泡期：此時雌激素上升，生理機能狀態好，**可以承受較高的訓練量，**
適合做**大重量、強度高**的訓練。

剛才的實驗結果也顯示，在這個期間，不但成長的幅度是較高的，身體恢復的狀況更好。

黃體期：**雌激素下降，黃體素上升，身體的機能與肌力下降**，此時**降低訓練量或安排減量訓練**，適合做**輕重量、多次數**的訓練。

看著科學數據似乎可以更聰明的安排訓練計畫，但在經期若有不適的情況，還是建議休息 1 ～ 2 天，聽從身體的聲音！

不過如果休息太久的話，有可能會破壞之前建立起來的訓練計畫。所以如果你的身體沒有不舒服，我建議維持原先的訓練菜單，保持訓練的習慣。

怎麼度過經前貪吃期？

經前處於黃體期的時候，身體較容易產生一些負面的症狀。像是焦慮、鬱悶、易怒、注意力不集中、失眠、頭痛、疲勞等等，我們不樂見的狀況。

而且在黃體期的期間，因為雌激素下降的關係，身體更容易產生飲食衝動，尤其對甜食有無法抗拒的渴望。

如果妳是那種在經前會管不住嘴、煞不住車，想要吃很多高熱量及甜食的人，有個方法供你參考：可以在濾泡期時，也就是月經開始的那兩週（那個時候食慾比較不高），先控管熱量，把這些熱量省下來，留到黃體期（比較難控制口慾的時候）來享受妳的熱量，等於是把你的飲食計畫規劃成以「月」為單位，管理飲食攝入量。或是更簡單一點，直接在經期來前，進行一週的減脂休息期（Diet Break）。

每個個體不同，在生理週期身體也可能產生不同的反應，因此如何安排訓練及飲食，還是要「Listen to your body」，傾聽身體的聲音，找到最適合自己的方式進行。

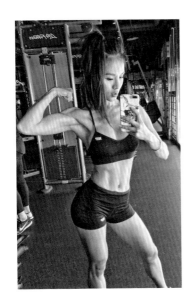

❖ 傾聽身體的聲音，
　找到最適合自己的
　訓練方式。

可以只瘦肚子、不瘦胸部嗎？

在我越來越暸解訓練跟飲食的概念及原理後，要胖（增肌）要瘦（減脂）只在於我要不要做而已，讓我很有安全感！我不再像過去因為吃完麻辣鍋又加碼蛋糕而感到罪惡不已，因為我知道自己可以掌握它（體態）。

但還是有一點讓我困擾的是：為什麼每次成功減脂時，我的臉就凹得跟難民一樣，我希望臉上多一些脂肪，但又不想去醫美豐頰。這個問題也是粉絲疑問排行榜中的前幾名，「要怎麼樣瘦腰不瘦胸部」、「我想要減脂瘦腿，但不要減到臀圍」……

局部減脂行不行？

過去研究顯示，人體是無法進行局部減脂的，只能全身性減脂。這表示，減脂可能會減到胸部和臀部，但偏偏最想瘦的肚上肥肉卻沒什麼變化，這是很常見的現象，可能和天生體質有關，是基因決定的。

但是在二〇一七年義大利羅馬大學做出一個新的研究，這個研究把人分成兩組，一組只練上半身，另一組則只練下半身，這兩組人都在練完上肢或下肢運動後，立刻做 30 分鐘的低強度有氧。

經過十二週結果顯示，只練上半身並馬上做 30 分鐘有氧的人，他們的上半身脂肪確實減少了；而只練下半身並馬上做 30 分鐘有氧的人，他們的下肢體脂肪也明顯掉了，所以局部減脂可能是成立的。

這個案例，我是在國外知名的健身網紅傑夫·尼帕德（Jeff Nippard）的影片看到的，有興趣的讀者也可自行至他的影片觀看。

不過，這也可能是單一案例，不見得是普遍情況。但我認為真的想局部瘦身的人，不妨用自己的身體實驗看看。練完想瘦的部位後，立刻去做約30 分鐘的低強度有氧運動，看是否能達到特定部位體脂肪減少的效果。

至於我的凹陷臉怎麼救，我也還在專研臉部運動中……。

局部減脂是否可行？至今仍然是個謎。

男生和女生在健身時有沒有差別呢？

理論上增肌跟減脂的原理是一樣的，都是講求全身的均衡發展。但如果你是女生，希望有圓翹的蜜桃臀，那你可以多安排一些臀腿訓練。如果你是男生，想要上半身看起來壯一點，可以多增加上肢的運動。

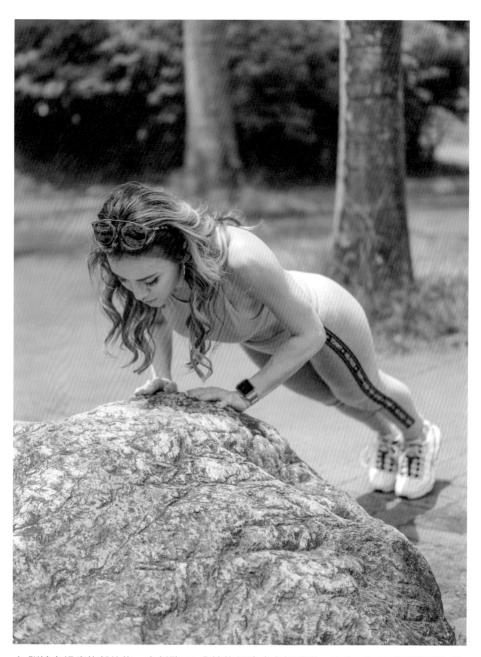

❖ 訓練完想瘦的部位後,立刻做 30 分鐘的低強度有氧運動,也許可以達到特定部位體脂肪減少的效果。

如何練出修長美腿？

我常常收到粉絲傳來：「跑步會長出蘿蔔腿嗎？」、「做完有氧機，小腿變粗了怎麼辦？」這類對小腿感到困擾的問題⋯⋯，其實這中間有很大的誤會，跑步或做有氧機並不是造成你小腿粗大的原因。

有氧運動後小腿變粗了？其實只是假象

首先我們需要了解，走路、跑步、騎單車等這類的有氧運動，主要使用的是慢肌纖維，是訓練肌耐力的。看看那些跑者或馬拉松運動員，他們的腿不算粗大吧！如果走路跑步騎單車等這類的有氧運動會造成小腿粗壯的話，那他們的腿應該不是長這樣。

為什麼做完有氧運動之後小腿變粗了呢？這只是在運動過程中肌肉遭到破壞，造成短暫的充血腫脹，通常幾個小時內就會恢復。隨著肌肉的恢復，身體也會創造新的肌纖維，但在低強度有氧的前提下，這些新創建的肌纖維，不太可能會增加你小腿肌肉的圍度，而是讓你獲得更緊實的小腿線條。

相對的，短跑選手、滑冰運動員，他們就會有比較粗壯的肌肉，因為像短跑這樣的爆發性運動，會增加更多的快肌纖維。而以健美運動員來說，他必須非常努力的進行力量訓練，並且要漸進式超負荷，還要嚴格控制他的飲食，才會有精緻和扎實的肌肉線條。

小腿會變粗的原因

影響小腿形狀有以下幾個常見因素：

一、小腿的長度

也就是小腿骨骼的長度跟你的肌肉形狀，還有脂肪的分布。像是小腿骨比較長的人，他的小腿視覺效果看起來就會比較修長。

二、肌肉形狀

肌肉長得位置會影響肌肉形狀。追求壯碩小腿的健美運動員，如果他的小腿肌的位置長得比較高的話，視覺方面相對比較吃虧。

三、脂肪分布

你的脂肪最喜歡長在哪邊？哪邊的脂肪最難消？這都是天生基因造就的，但是也不要太灰心，以下提供一些改善的方式。

想要美腿就這樣練

一、局部訓練後再做低強度有氧

雖然我們無法保證要減去的脂肪剛好就是你小腿肚上的那坨，不過我們可以試試 p.28 所說的，嘗試可能局部減脂的方法。在做完你希望減脂的部位的重量訓練之後，馬上去做 30 分鐘的低強度有氧。

二、修正走路姿勢

不同的走路方式、發力方式，甚至是穿高跟鞋都會影響小腿的線條。物理治療師建議我們正確的走路方式，「要讓臀肌出來上班」，而不是用你的前腳出力去走路，而手跟核心要隨著髖關節旋轉擺動，避免用前腿帶動整個身體往前。

你可以現在放下書，站起來試著走幾步路看看，仔細觀察你的身體，如果你是習慣性地用前腿去帶動整個身體的話，建議可以多加強核心和臀肌的訓練。正確的走路步伐，不但可以讓你的小腿更漂亮，也可以讓你避免姿勢錯誤帶來的傷害。

三、小腿運動

小腿肌分為腓腸肌跟比目魚肌，如果你希望自己的小腿看起來修長一點，可以多做坐姿提踵的動作去訓練比目魚肌。比目魚肌大部分是由慢肌纖維組成，對肌肥大的成長潛力相對比較弱，不用擔心練一練變蘿蔔腿。

我自己有實驗性的訓練小腿幾個月的時間，小腿圍度完全沒有改變（每個星期都量腿圍），但是視覺看起來是更勻稱的。

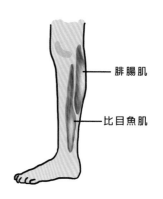

❖ 小腿肌分為腓腸肌跟比目魚肌。

我想是因為小腿肌本身使用頻繁，我們每天都會使用它來走路，導致他的成長幅度有限。加上我是在練完主菜單腿後，額外多做幾組小腿的動作，並非像健美運動員追求小腿肌碩大的狂操狂練，所以我的小腿外觀上並沒有明顯的改變，不過當時的小腿訓練確實有幫助到我的深蹲表現。

如果你是男生，嚮往粗壯小腿，不但要訓練比目魚肌，腓腸肌更是不能錯過。腓腸肌的鍛鍊主要是站姿提踵。

四、拉筋及按摩

以前有聽過：「你的小腿結成一丸，就是因為你沒有放鬆。」我認為只對一半，因為你的小腿肌長什麼樣子，並不是因為沒有拉筋而造成的，但是拉筋確實能幫助肌肉拉長的效果。

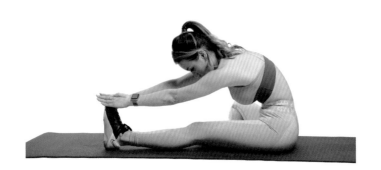

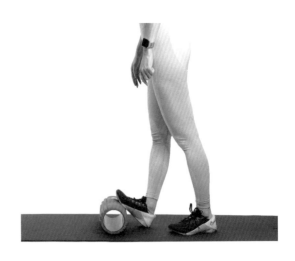

❖ 多做拉伸小腿肌肉的動作，讓緊繃的肌肉放鬆拉長。

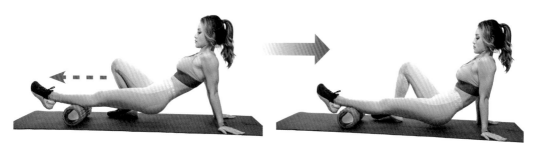

❖ 除了拉伸動作外，我也喜歡用滾筒放鬆小腿肌肉。

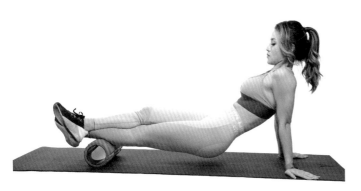

❖ 將雙腿放在滾筒上來回滾動，強度加倍。

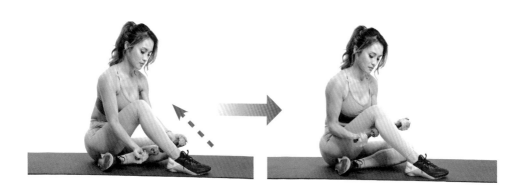

❖ 按摩，也會對放鬆拉長肌肉很有幫助。

肌肉痠痛才有練到？破除健身迷思

　　相信踏上健身一途的你，應該有經歷過肌肉痠痛的感覺吧？有人很享受這種痠痠爽爽的感覺，有人則是隔天不敢再次訓練。而我則是享受運動當下的痠炸感，讓我知道自己在用對的位置發力提高感受度，但延遲性肌肉痠痛（DOMS）最好不要有，我喜歡訓練隔天沒有任何負擔。

　　我也曾被問過：「Ashlee，為什麼我訓練完一點感覺都沒有？一點都感覺不到痠痛，是不是我的訓練強度不夠？還是沒有練對？」也有另一派的人會說：「我訓練完（或訓練當下）超級痠痛，這才表示我有練到肌肉。」

為什麼訓練會讓肌肉痠痛？

　　訓練中造成肌肉些微創傷，讓該訓練部位產生發炎反應，而此過程中免疫細胞增加，讓你的身體呈現比較敏感的狀態，所以會感受到疼痛。這時只要身體一動，大腦就會感受到肌肉傳來的訊號，接著大腦馬上會反射出一個疼痛的感覺。

　　疼痛代表什麼呢？就像以上說的，疼痛它只是一個訊號，告訴你肌肉做了它不習慣的事情。就像是新手剛開始訓練時、休息很久開始復訓、更換訓練菜單，這些都是常見的肌肉痠痛的時間點。

肌肉損傷＝肌肥大？

　　像我這種因為膚淺（為了變美）而加入健身的人，在乎的不外乎是：肌肥大和低體脂。研究顯示，造成肌肥大的三大主因是：代謝壓力、機械張力跟肌肉損傷。

　　重訓會造成肌肉損傷是無庸置疑的，但現階段還沒有足夠的證據顯示肌肉損傷會造成肌肥大。根據現有的證據，肌肉損傷在肌肥大的三大要素之中，起到的作用是**最小**的，也就是肌肉損傷和肌肥大有關聯，但是肌肉損傷並非是造成肌肥大的主因。

　　國外有一研究，分別找了兩組人做一樣的動作、一樣的組數、連續訓練一段時間。第一組是全身訓練，總共有十一個動作，每個動作一到兩組。第二組是分部位訓練，每個部位一週只練一次，每次訓練兩個動作，每個動作五到十組。

　　依照這樣的規劃訓練一段時間後，第二組每週每部位只練一次的人，他們的痠痛程度遠**高於**第一組的全身訓練，但是肌肉的成長和力量的增長，這兩組**沒有明顯的差距**。

　　結論就是：一樣的訓練量，但是不同程度的痠痛，造成的肌肉成長是差不多的。這也是為什麼我在設計訓練我的健身菜單時，會將目標放在肌肉及力量上，降低肌肉痠痛的不適感。

❖「無痛長肌」，避免同部位密集訓練，導致安排在後的動作因為體力被耗盡而無法全力以赴；「最小化痠痛」，可以隨時迎接下一次的訓練。

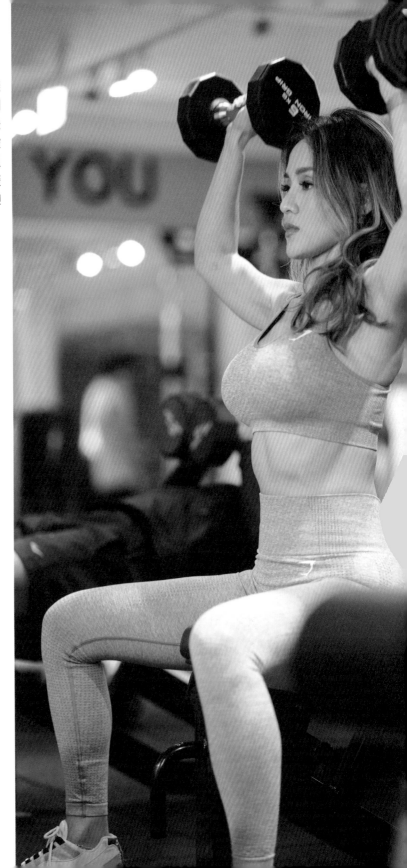

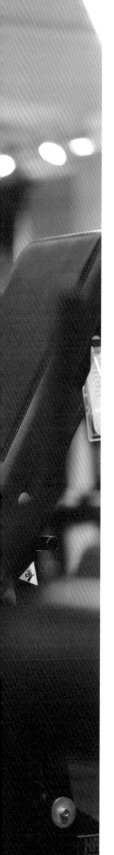

痠痛期間適合再做訓練嗎？

痠痛時訓練會影響肌肉的恢復速度和程度，每個個體不同，對於痠痛程度的反應不太一樣。若只是輕微的痠痛，請增加暖身的時間避免受傷，也注意事後的放鬆。若發覺痠痛並沒有隨著時間變少，甚至影響到關節活動度，請停止訓練並尋求專業協助。

開始一個新的訓練，帶給身體新的壓力容易導致痠痛。你會發現隨著時間拉長，痠痛感明顯下降，因為身體已經開始適應習慣這樣的訓練方式。使用訓練滾筒進行暖身及練後放鬆，有助於緩解痠痛（見 p.34）。

如何增加肌肉損傷刺激成長？

肌肉痠痛的好處我想除了成就感跟提醒自己好棒棒，大概就是它可以讓我們知道是否用正確的肌群完成動作。而訓練頻率、訓練量和訓練動作都會引起不同程度的痠痛。如果你是那種特別愛虐爆自己，喜歡痠痛感的人，「離心收縮」* 會讓你特別的有感。

想透過增加肌肉損傷刺激成長，可以嘗試用不習慣的訓練量，同部位集中做，藉此提高肌肉損傷所造成的刺激，讓妳痠炸！

總之，肌肉痠痛不代表成長，肌肉不痠痛也不代表沒有成長，漸進式增加整體的總訓練量，才是長期成長的關鍵！

---

* 離心收縮：肌肉收縮力量＜外在負荷抗阻力量。例如：硬舉、二頭彎舉時，緩慢且穩定向下放下重量的階段。

⠿ 該用多少重量進行訓練？

在掌握正確動作跟基本觀念後，你是不是還有一個疑問：到底該舉多重？太輕是不是沒練到？太重會不會受傷？

在訓練的時候，訓練頻率（做幾組、幾下）及訓練時間是很好被理解的，但訓練強度呢？不同的訓練強度，除了可以帶來不同的訓練效果外，了解並記錄自己的訓練強度可以幫助持續的自我突破，讓你知道什麼時候重量可以往上加，繼續向上邁進。

接下來讓我來解釋一下什麼是訓練強度。

常見的強度計算方式

一、RM（最大重複次數）

RM（Repetition Maximum），即最大重複次數，單一重量你可以重複的最高次數。

舉例來說，深蹲 50 公斤你能做 10 下，但 60 公斤時只能做 3 下，在 66 公斤時只能做 1 下就沒法再做了，這就代表 50 公斤是你的 10RM，60 公斤是你的 3RM，66 公斤是你的 1RM，也就是你能做一下的最大重量就是 66 公斤。

還有一種方式是用 1RM 的百分比去表示，以上述例子為例，你的深蹲 1RM 是 66 公斤，85% 的 1RM 就是 66×85% 等於 56 公斤。

RM 這種方式常用在大重量的訓練上，像是深蹲、硬舉、臥推，確保你在漸進式超負荷（請見 p.44）。但是人的身體狀態會波動，睡眠、營養、情緒、壓力等等都會影響身體狀態，我們又不可能在每次訓練前先測當天的 RM，所以可以採用 RPE 相對強度的計算方式。

二、RPE（運動自覺強度）

RPE（Rate of Perceived Exertion）運動自覺強度，即透過個人**主觀感受**來衡量努力程度的一種標準，正確的使用 RPE 對長期進步有很大的幫助。RPE 除了可以衡量訓練上的頻率、重量之外，它更可以包含你的疲勞、身體狀況等變因進去。

RPE 的判斷，簡單說明如下：

RPE1：以這個重量完成動作後，還可以再做 9 下（代表這個重量對你而言太輕鬆了）。

RPE10：以這個重量完成動作之後就不能再做了（代表已力竭）。

而介於 RPE1 ～ 10 中間的數值則以此類推（請參考下頁表格）。

舉例來說，假如你今天要完成一組 10 下的「啞鈴肩推」，當你推完第 10 下後，感覺「咦～我好像還可以再做 8 下」就代表你的 RPE 是 2，這個重量對你來說太輕鬆了。如果今天你推完這 10 下覺得「呃！我怎麼連一下都推不上去了」就代表你的 RPE 是 10，已力竭。

下面的表格是更詳細的說明，可幫助大家衡量該次運動的強度。

RPE 等級	自我感覺
5.5	可以輕鬆的計算每一下動作。
6	相當輕鬆的暖身重量。
6.5	大概是界於暖身臨界點的重量。
7	可以快速又順利的做完動作。
7.5	我可能還可以再多做三下。
8	我確定用這個重量完成動作後，我可以再多做兩下。
8.5	我可能還可以再多做兩下。
9	嗯！我確定我可以再多做一下。
9.5	做完這個動作，好像還有力氣可以再多做一下。
10	喔～我不行了，我做完之後，連一下都不能再做了，已力竭。

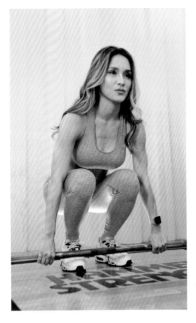

❖ 了解並記錄訓練強度，可以幫助自己持續的自我
　突破。

你還能做幾下？

雖然 RPE 是主觀感受，但我們還是希望可以盡可能客觀的衡量。

簡單來說，就是要盡可能地排除感性，排除你覺得自己好辛苦、要上班、上課、帶小孩還要做訓練的那種情緒。誠實客觀地問自己：**我還可以做幾下？**

每當我們誠實的記錄下自己的 RPE，就可以方便下次訓練時增減重量，並找到一個最適合你成長的重量。 但有一點要注意，新手因為缺乏經驗，所以比較難去感受自己的 RPE 狀態， 其實 RPE 就像是學習任何新技能一樣，需要時間去練習感受。訓練強度對肌肉成長非常重要，如此你才能持續的漸進式超負荷。

──── Ashlee 的小提醒 ────

RPE 跟我們常常聽到的 REP（Repetition）是不一樣的。REP 是指重複次數。REP 1 ～ 6 下的重複次數：主要是訓練**力量**及**爆發力**；REP 6 ～ 12 或 6 ～ 15 下：是訓練**肌肥大**的範圍；REP 12 或 15 以上：訓練你的耐力。

順便一提，很多人都把 REP 6 ～ 12，或是 6 ～ 15 下當成訓練肌肥大的魔幻數字，其實它的原理是在 6 ～ 12 下或 6 ～ 15 下這個範圍可以**最有效累積總訓練量，以達到肌肥大的效果**，並不需要刻意在意它。

什麼是漸進式超負荷？

當進行一段時間的訓練後，可能會發現肌肉沒有持續成長，尤其是過了新手蜜月期。

除了飲食沒到位、休息不充足限制肌肉成長的可能外，有一個現象叫做「重複訓練效益」。

重複訓練效益是身體會保護肌肉免於重複刺激造成的連續傷害。你有沒有過一種經驗：第一次做某個動作時覺得很痠痛，但持續一段時間後就不太有感覺了？這是因為你的身體已經準備好面對反覆發生的挑戰了。

增加肌肉的關鍵

當肌肉成長遇到停滯期，此時就要提高肌肉張力，這是增加肌肉的關鍵。

我們必須隨著時間越做越重，才可對肌肉施以更多的張力，不斷地跳脫舒適圈才能讓它持續成長。就好比你在學習新的語言，背了 100 個單字後不再增加單字量，你只認識那 100 個字，你對這門語言的程度就會停在這邊。肌肉成長也是，若沒有給予更高強度的刺激，它永遠就只有那樣的程度。

用同樣的總訓練量（重量 × 次數 × 組數）進行訓練也許可以變得更精實，但這並不會增加你肌肉的大小，也不會改變肌肉的形狀，所以想要讓肌肉持續的成長，就要執行漸進式超負荷。

漸進式超負荷的意思是：隨著時間增加總訓練量，漸進式的增加施予肌

肉更大的壓力，迫使他們重新適應。

假設接下來的一年中，你跟現在的訓練量是一樣的，你的肌肉在這一年間不需要重新適應。可想而知一年後的你體態不會有多大的改變，頂多找到減脂成功的方法，讓線條變明顯而已，但你不會有更大的肌肉。

持續進步的關鍵

漸進式超負荷分配方式如下：

方式 1：相同重複次數的情況下，每個動作每週增加 5 ～ 10 磅。

方式 2：相同重量訓練的情況下，每個動作每週增加 1 ～ 2 下的次數。

方式 3：相同重量、相同次數，減少組間休息時間或增加組數。

要達到漸進式超負荷，讓神經肌肉系統超載最好的方式是**每週增加負重**，理想是每個動作都可以做到漸進式超負荷。隨著漸進式超負荷慢慢成長，有的時候你可能好幾週都沒辦法突破某個動作的記錄，而且感到身體非常的疲累。但是只要你保持健康、飲食有到位、充分休息，未來有的是繼續突破的機會，需要給自己耐心。

雖然說漸進式超負荷非常重要，但務必以**安全**為基礎。避免訓練強度一下增加太多，犧牲姿勢的正確性，除了會痠痛也可能增加受傷的風險。

另外，唯有記錄下訓練量跟強度，才可以確保自己走在進步的路上。

減量訓練，運動表現卻更好？

　　還記得當時我很乖巧的持續漸進式超負荷訓練，有一天卻發覺自己似乎不太對勁⋯⋯。沒做什麼事情就感到疲倦、體力變差，在健身房的力量表現沒有進步反而退步，恢復速度變慢伴隨著肌肉痠痛、關節不舒服，更慘的是睡眠品質差，明明累到不行卻很淺眠，也沒辦法睡太久，好像怎麼休息都無法恢復元氣。心情上也是，怒點變得很低，容易不耐煩，情緒不好，甚至開始排斥訓練。

無限上綱漸進式超負荷訓練，卻變成過度訓練

　　那個追根究底的我又跑出來，想知道自己到底怎麼了⋯⋯

　　在經過多方詢問與查資料後，發現原來我是過度訓練了！當身體疲勞沒有消散反而逐步累積，很可能演變為過度訓練。

　　我雖然對理想體態的目標很嚮往，但我也不喜歡這種不舒服的感覺，對任何事都提不起勁。我好好檢討了一番，發現自己太急了，應該要給身體時間恢復，好讓身體應付更強的訓練，降低受傷風險。

減量訓練是必要的

　　當時的我找了一個專門訓練職業選手的線上健身教練，他幫我安排的課

表是一週 6 練，每次訓練 7 ～ 9 個動作，每個動作至少四組，那時的我通常一次會在健身房花上 2 ～ 3 小時。我跟他說我想要減脂，所以他幫我安排每天攝取的熱量是很低的，再加上還有每週 150 分鐘的有氧運動要完成，心想已經花那麼多錢請教練，我當然要做好做滿，乖乖依照教練安排的訓練跟飲食。在訓練時強迫自己每次都做到漸進式超負荷，甚至連教練排的減量訓練我都覺得自己還行，所以沒減量。

你知道這有多硬嗎？（請勿輕易嘗試）現在的我才領悟到，自己的身體就算是在飲食跟睡眠都有控管的情況下，減量訓練還是必須的。

減量訓練能讓身體恢復，而不是壞掉了才來想辦法。減量訓練也能幫助之後有更佳的運動表現。這也是為什麼選手會在正式比賽前進入減量期，也有很多人在減量訓練後反而能突破個人重量記錄。

減量訓練的幫助

數據顯示減量期可以幫助身體機能達到最佳的運作水平。包含睪固酮增加、神經系統回復、肝醣儲存發生超補償、降低皮質醇等。有計劃地減少訓練量，可以預期減少疲勞，讓身體累積的疲勞得到恢復。

如何安排減量訓練？

減量訓練的頻率因人而異，有些人因基因優勢，不太需要休息還可以一直操下去。而一般會建議正常訓練 3 ～ 8 週後，進行 1 週的減量訓練。頻率上也跟個體平常訓練的頻率、強度、訓練量、訓練方式有關，甚至新手跟老手也有區別，通常老手會更需要頻繁安排減量訓練。

一般而言，我們可以在經過三週的完整訓練後，安排在第四週作為減量期，第五週後回復正常。減量期可以沿用之前的訓練菜單，但是降低組數、次數或是重量。我自己是喜歡保有原來的動作及次數組數，重量則降低為原先的 50 ～ 60%。

學會聆聽身體的聲音

如果以前有人告訴我，要學會聆聽身體的聲音，當時就不會忽略身體給我的訊號，繼續強行增加強度，導致訓練過度產生一連串的不適。

你可能會問，為什麼不完全停止訓練讓身體好好休息，非要安排一個減量訓練？

完全停訓會讓身體恢復得更快沒錯，但也會降低動作掌握及神經激活，所以適時的安排減量訓練對長期發展是很重要的！

逼死自己之餘也要讓身體恢復，才能走得更遠！

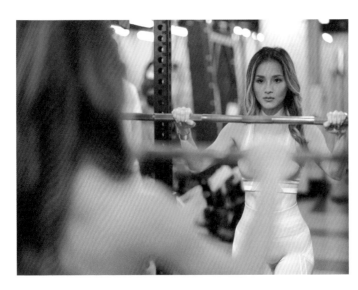

❖ 訓練身體，同時也要聽聽它的聲音。

⠿ 有氧運動怎麼做，熱量消耗大？

　　有氧運動是以提高耐力、增強心肺功能為目的的運動，很多時候也被用來增加熱量消耗，以達到減脂的目的。

　　我自己並不喜歡做有氧運動，等速的有氧運動對我來說有點枯躁單調，很考驗我的耐性，由衷欽佩熱愛有氧的人。但每每認真減脂時，我還是會認命地踏上滑步機或登階機，讓手機影片陪我消耗難熬的時光，享受有氧運動完身心舒暢的感覺。

　　由於我個人不偏好有氧運動，所以我想分享給大家的是著重以減脂為目標的有氧運動。之後有機會也許可以嘗試團體有氧課程或其他具有挑戰性的有氧活動，應該能讓我不再排斥有氧吧（笑）。

有氧運動的熱量消耗，跟你想的一樣嗎？

　　在討論如何安排減脂期間的有氧課表前，我們要先知道如何估算有氧所消耗的熱量：你的體重 × 有氧時間 × 有氧強度＝可以創造的熱量消耗。

　　我們以 10 分鐘為單位，每磅（約 0.45 公斤）的體重為衡量標準，消耗的熱量大約如下：

	強度衡量標準	消耗熱量 （每磅／每 10 分鐘）
輕度有氧	RPE：2 ～ 4	0.2 大卡
中度有氧	RPE：5 ～ 7	0.45 大卡
強度有氧	RPE：8 ～ 10	0.7 大卡

是不是看得霧煞煞？我們來實際假設，有一個 50 公斤（約 110 磅）的
Ashlee，執行中度有氧。今天的 Ashlee 心情特別好，有毅力持續 30 分鐘的
中強度有氧，她的總消耗量會是 49.5（每 10 分鐘消耗 0.45 大卡 × 110 磅 =
49.5 大卡）× 3 = 148.5 大卡。

148.5 大卡，這是什麼概念？大約是一根香蕉的熱量！花 30 分鐘只消
耗一根香蕉的熱量，是不是少的可憐（苦笑）。以下也分別將輕度、中度、
強度有氧所消耗的熱量提供給大家參考：

	強度衡量標準	消耗熱量 （50kg，持續 30 分鐘）
輕度有氧	RPE：2 ～ 4	1.3 × 體重（kg）
中度有氧	RPE：5 ～ 7	3 × 體重（kg）
強度有氧	RPE：8 ～ 10	4.6 × 體重（kg）

有氧強度越高，在同樣時間內的確是可以消耗更多的熱量，後燃的效果
也比輕度有氧來的高出許多。但是強度越高的有氧可以持續執行的時間越
短，受傷的風險也相對較高。看到這邊你是不是跟我想的一樣，撇除有氧運
動的各種好處，對減脂來說 CP 值似乎有點低……。

單靠有氧運動製造熱量赤字真的有那麼容易嗎？依照剛剛的計算方式，如果要達到合理的減脂目標（每週需要減去 0.5 ～ 1% 的自身體重），以 50 公斤的 Ashlee 來說，在合理的範圍內每週要減去 0.25 ～ 0.5 公斤，相當於每週需要製造 1750 ～ 3500 大卡的熱量赤字，也就是 Ashlee 每週要安排 5 ～ 11 個小時的中度有氧……（寫到這已冒汗）。

減脂期間如何安排有氧運動？

根據國外研究顯示，過多的有氧運動會影響肌肉的生長和力量成長，因此若以體態為目標不建議做過多的有氧。那到底該如何安排合適的有氧運動進行熱量消耗？

如果你跟我一樣，做有氧運動的目的是減脂，那主要還是要在飲食上下功夫，外加阻力訓練也會是優於有氧的選擇。因為阻力訓練相較於有氧，有助於維持肌肉量，也像前面說的，過多的有氧運動會影響肌肉的生長和力量上的成長。

除非你本身是耐力型的運動員，有特殊需求，不然每週的有氧不建議超過你重量訓練一半以上的時間。假設現在的 Ashlee 一週訓練 4 天，每次 90 分鐘，一週共花 6 小時重量訓練，那 Ashlee 當週有氧的安排就建議不超過 3 小時。

如果你真的很喜歡有氧，想獲得飲食控制跟重量訓練外的熱量消耗，也建議選擇對關節負荷比較少的有氧類型（像滑步機），也應該避免過度有氧導致肌肉痠痛，影響接下來的重量訓練。此外體重過重者也請先詢問醫生，了解適合你的運動再執行。

高強度間接式訓練，可以加速減脂？

如果低強度有氧這麼耗時、效率又差，有沒有其他的加速減脂的辦法？這邊就一定要跟大家介紹 HIIT（高強度間接式訓練）。

HIIT（High Intensity Interval Training）是指短時間的高耗能運動加上短暫歇息的方式來降低體脂肪率，結合了高強度訓練及間歇訓練的運動類型。通常會全力進行高耗能運動，接著短暫歇息恢復心跳，持續幾個循環。

它的好處是節省時間並獲得健康益處。像是在運動後數小時提高代謝、製造後燃效益、提高肌肉耗氧量、降低安靜心律和血壓、降低血糖、甚至可以些微增長肌肉。

以剛剛的 Ashlee 案例，一週 6 小時的重量訓練＋有氧 3 小時。這邊的 HIIT 就建議每週不要安排超過 2 次，每次不超過 30 分鐘，中強度有氧設定在 1 小時左右，其餘的安排低強度有氧。這樣的安排主要是降低有氧對重量訓練的影響，還能達到相當程度的熱量赤字。

以下舉例兩種 HIIT 的安排：

❶ 挑選一個有氧器材，像是跑步機，滑步機，飛輪或划船機。
   20 秒全力衝刺，2 分鐘「動態」休息（持續以強度較低的方式執行），重複 5 ～ 6 個循環。

❷ 挑選幾個徒手運動，像是波比跳、弓箭步交叉跳、深蹲跳、開合跳等等。

運動、休息，下一個動作、休息，再換下個動作。例如：持續動作 30 秒，休息 30 秒；持續動作 45 秒，休息 15 秒。安排的一系列的動作都完成才算一個循環，循環之間可選擇休息長一點的時間（約 1 ～ 2 分鐘），再繼續下一個循環，總共持續 20 ～ 30 分鐘算完成一個 HIIT。

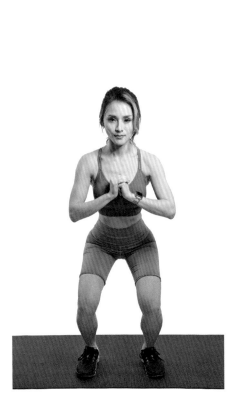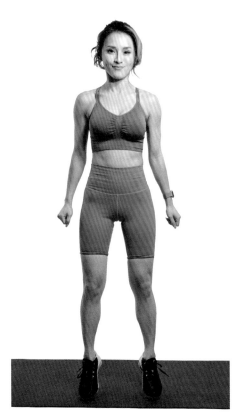

❖ 深蹲跳、開合跳、波比跳等，都是常見的高強度有氧運動。

Part 2

居家健身
訓練計畫

在家也可以鍛練的徒手訓練

在了解訓練的觀念及基本知識後，
接下來要帶大家進入實戰訓練。

居家訓練非常適合剛接觸運動的初學者，
鍛鍊肌肉與大腦的連結。

或是當妳受限於時間空間，無法加入健身房時，
也可以透過居家訓練，維持一定的鍛鍊量。

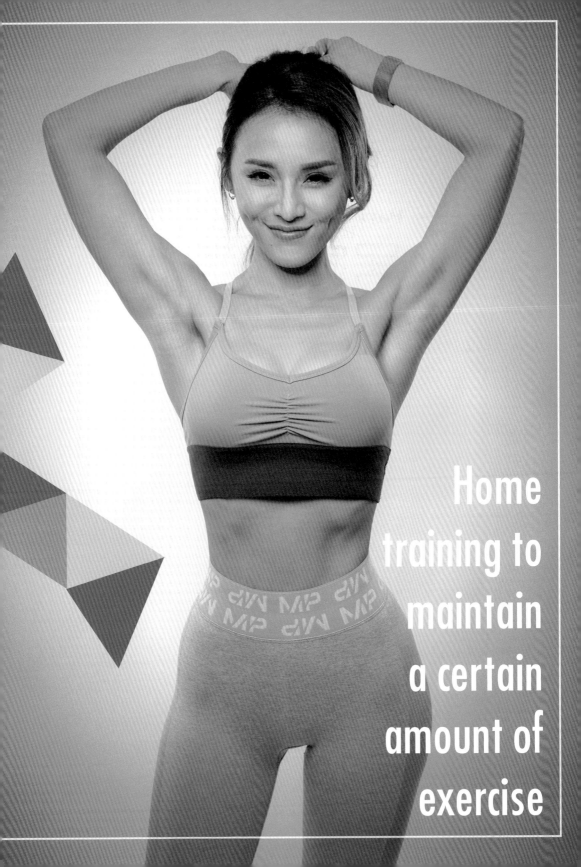

Home
training to
maintain
a certain
amount of
exercise

橘皮組織
緩解運動

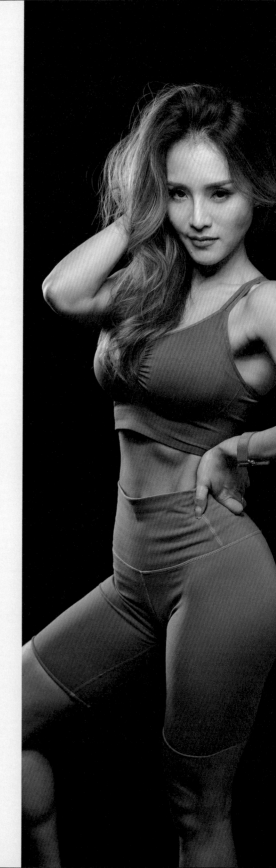

妳也有橘皮組織的困擾嗎？在經過系統化訓練後，我的橘皮組織改善非常多！透過健康的飲食及運動提高身體的代謝、多活動來提高血液循環、多喝水讓肌肉中充滿水分，皮膚表面看起來就會比較平滑。

我覺得可行性跟效果都更好的是，透過增肌減緩表皮凹凸不平的情況，透過運動跟飲食控制消除體脂肪，讓脂肪細胞變小，可以減少脂肪跟結締組織之間的拉扯，就比較不會產生凹凸的橘皮。

接下來提供幾個可以消除橘皮組織的居家運動，一起練起來吧！

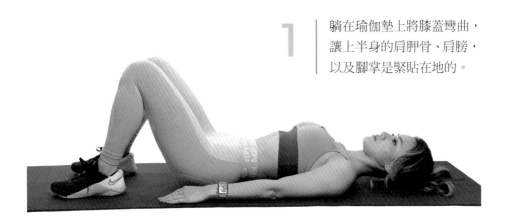

1 躺在瑜伽墊上將膝蓋彎曲，讓上半身的肩胛骨、肩膀，以及腳掌是緊貼在地的。

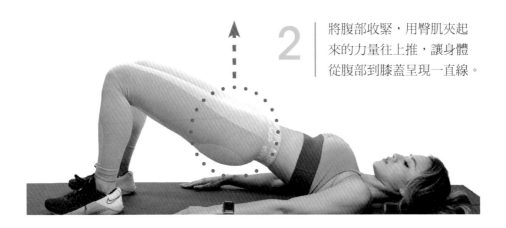

2 將腹部收緊，用臀肌夾起來的力量往上推，讓身體從腹部到膝蓋呈現一直線。

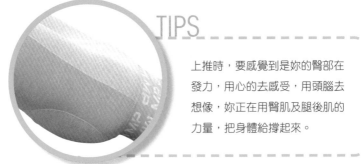

TIPS

上推時，要感覺到是妳的臀部在發力，用心的去感受，用頭腦去想像，妳正在用臀肌及腿後肌的力量，把身體給撐起來。

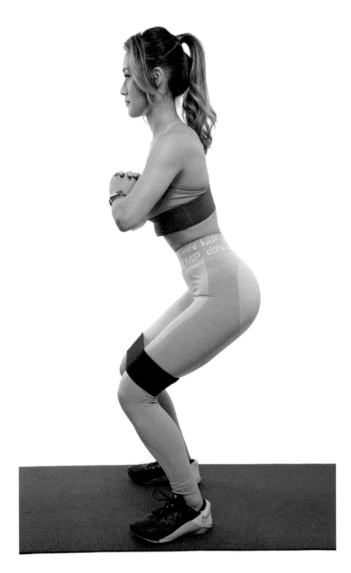

1 準備一個翹臀圈，套在雙腿膝蓋上方。雙腿打開與肩同寬。

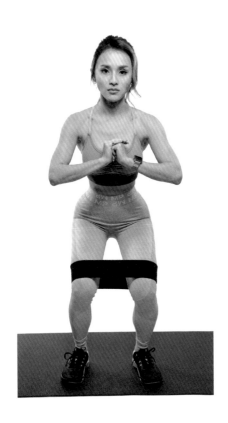 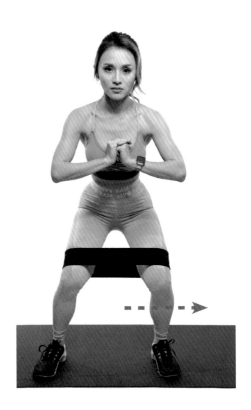

2 ｜ 將右腳往右邊跨出一步，這時會感受到翹臀圈帶來的阻力，停留約一秒，再將左腿往右腿方向靠近，再重複動作。接著再換腳進行。

TIPS

這也是一個有效訓練臀部的動作，要注意的是，很多人在做這個動作時，只是將右腳往外面跨出、只專注在右腳的移動，但其實這個動作要做到有最大效益的話，是當右腿往右邊跨的時候，左腿跟左臀也必需同時出力去對抗翹臀圈的阻力。

毛巾腿後收

1 | 準備一條毛巾，放在瑜伽墊下方，腳踩在毛巾上，上半身躺在瑜伽墊上。

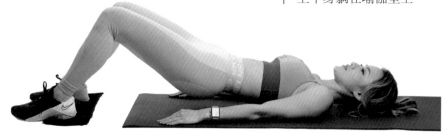

TIPS

腳墊毛巾可以讓雙腳滑動時更好控制。

2 | 將上半身微微撐起，雙腳往前滑動。

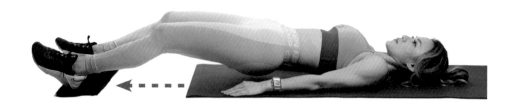

動作示範影片

3 臀部用力撐起身體，同時用
腿後肌的力量將毛巾帶往身
體，再重複步驟 2 和 3 動作。

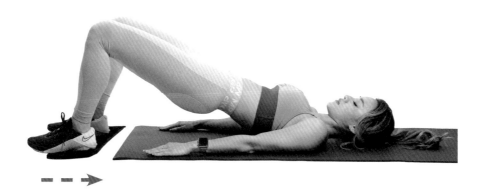

TIPS

這個動作其實滿吃力的，剛開始練習
時不用急著做滿組數，真正啟動到腿
後肌群更為重要。

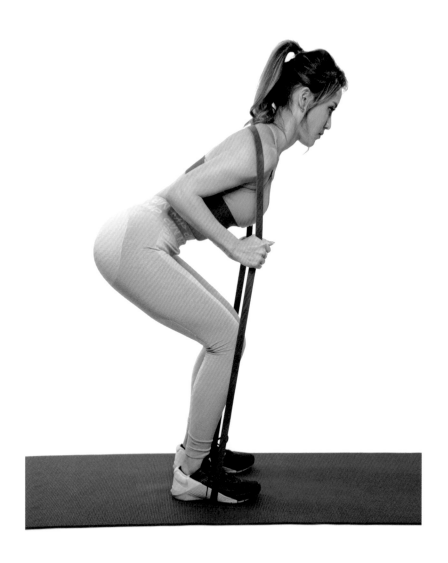

1 準備一條彈力繩,雙腳踩住繩子的一端,另一端固定在背上,
此時會感覺腿後和臀肌的拉撐。

2 用後腿及臀部的力量，將上半身往上抬起，同時腹部出力收緊，站起來。重複步驟 1、2 的動作。

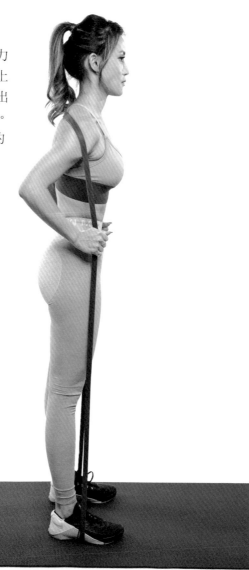

TIPS

站立時背需打直，避免駝背。

蜜桃臀
養成運動

翹臀可以讓我們看起來腰細腿長、身形更高挑，臀部肌群在身體功能上更是非常重要！

現代社會當中，我們的活動幾乎是坐在電腦前、在沙發上滑手機，活動量越來越少，而這些都是讓臀部肌群提早失能的原因。真正可怕的不是臀部變形，而是臀肌失能導致的姿勢不良，甚至產生不舒服的症狀。

臀部肌群是身體的大肌肉，一旦他們不肯上班，其他肌肉就必須接手這沉重的工作，這就是所謂的「代償」。代償效應會讓原本不應該承受這份負荷的肌肉過勞和磨損，我們每一次的錯誤姿勢都是加速肌肉的損耗。

在臀肌失能的情況下，下背會填補最多的工作量，腿後肌群、股四頭肌及其他周圍的肌群也都會承受額外負擔。時間一久，疼痛跟受傷症狀就會開始浮現。大部分腰痛、下背痛、膝蓋痛、骨盆歪斜等不良姿勢，都是臀肌無力導致的。

我們要做的是適當訓練臀部，讓臀部功能恢復正常。而且臀部肌群還是身體最大的肌肉，練好它可以有效提升妳的代謝率，讓身材變得更精實。

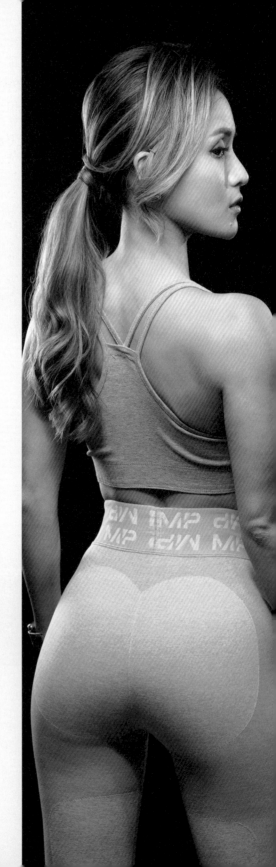

側躺蚌式

動作示範影片

1 | 側躺姿，一手手肘撐地，將上半身撐起，一手輕放於身體前方，雙腳屈膝併攏。

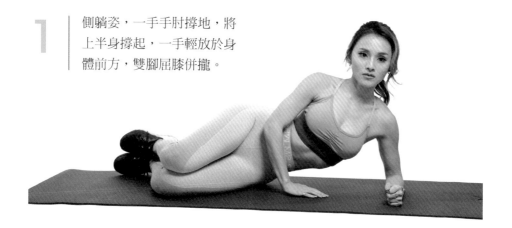

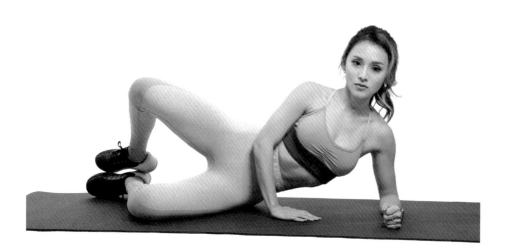

2 | 將核心收緊，抬起上方的腿，將膝蓋向外推開、腳掌互對。重複步驟 1、2 的動作，做完 8 ～ 15 下後，再換另外一側。

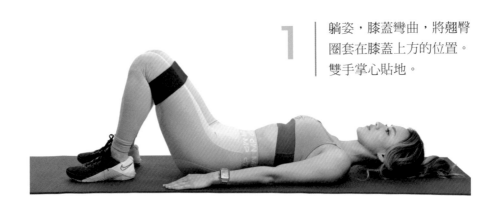

1

躺姿，膝蓋彎曲，將翹臀圈套在膝蓋上方的位置。雙手掌心貼地。

TIPS

這個動作利用翹臀圈來增加阻力，增強訓練強度。

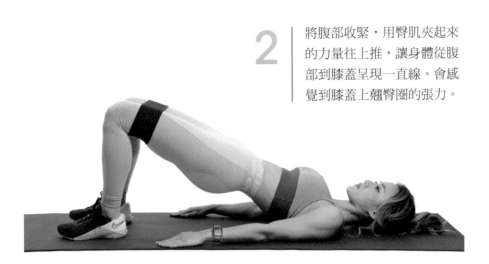

2

將腹部收緊，用臀肌夾起來的力量往上推，讓身體從腹部到膝蓋呈現一直線。會感覺到膝蓋上翹臀圈的張力。

動作示範影片

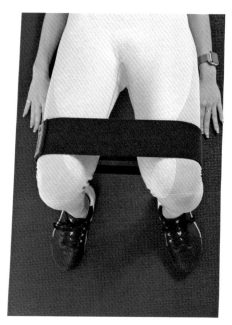

3 | 將雙腿膝蓋往兩旁打開。

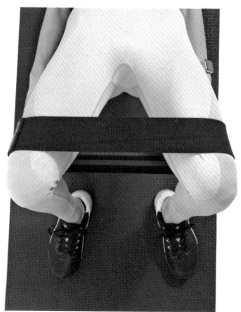

TIPS

此動作跟 p.57 的徒手臀橋類似，只是多一個腿部外展動作，增加臀中肌的刺激。

跪姿側抬腿

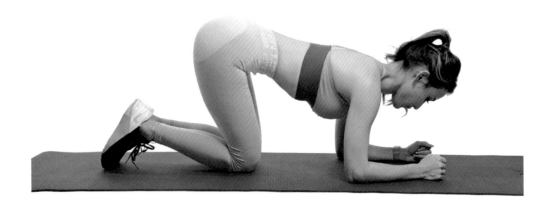

1 跪姿，膝蓋和手肘貼地，收緊腹部核心。

動作示範影片

2 右膝向右上抬高，此時臀中肌會有痠痠緊緊的感覺。重複步驟 **1**、**2** 的動作，做滿組數後，再換邊進行。

TIPS

TIPS

抬起右膝時，左腳盡可能固定住，讓身體不歪斜，感覺左膝到左髖，有個力量支撐住。

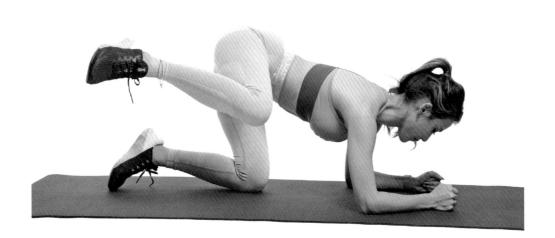

TIPS

如果此動作已經駕輕就熟，可以將翹臀圈套在膝蓋上方，挑戰進階版本的動作，請見 p.74。

久坐族必練的翹臀運動

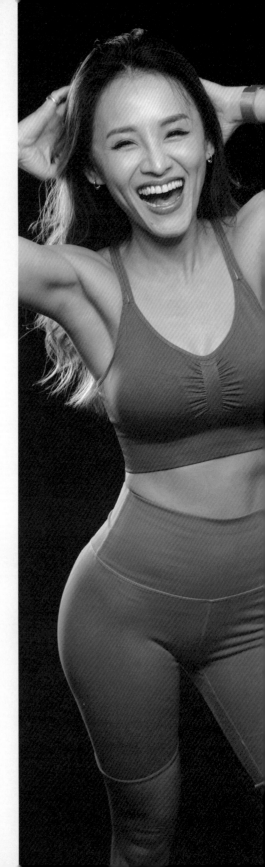

這組運動適合長期久坐的上班族、學生，還有健身訓練的初學者。當天氣不好不想出門運動、沒有健身器材的情況下，就使用翹臀圈來加強臀部訓練。

要特別注意姿勢的穩定性，如果發現姿勢稍微偏離正確軌道，請放慢速度，不要緊張、不要急，沒有人在跟你比賽，姿勢做得標準、確實才是最重要的。

這個訓練菜單共有五個動作，每個動作間休息二十秒。做完五個動作後，休息六十秒。總共做完三組，只需要約七分鐘。

如果做完一組後，覺得屁股痠炸了、快要喘不過氣了，不妨放慢速度，慢慢做完剩下的兩組；如果狀態很好，可以用標準的姿勢與速度，做完這三組。

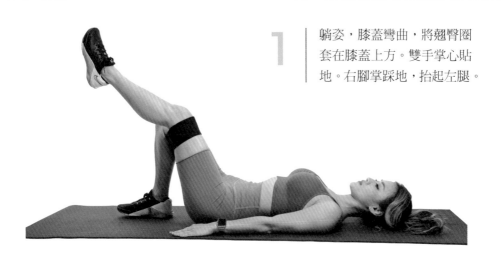

1 躺姿，膝蓋彎曲，將翹臀圈套在膝蓋上方。雙手掌心貼地。右腳掌踩地，抬起左腿。

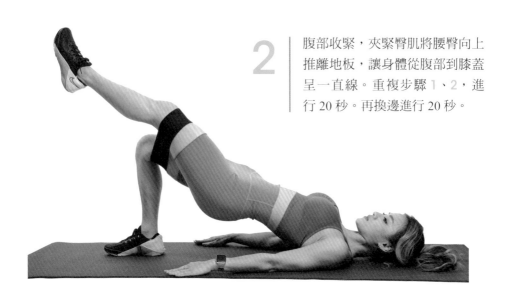

2 腹部收緊，夾緊臀肌將腰臀向上推離地板，讓身體從腹部到膝蓋呈一直線。重複步驟 1、2，進行 20 秒。再換邊進行 20 秒。

TIPS

著地腳那側的髖部要確實前頂，臀部夾緊。

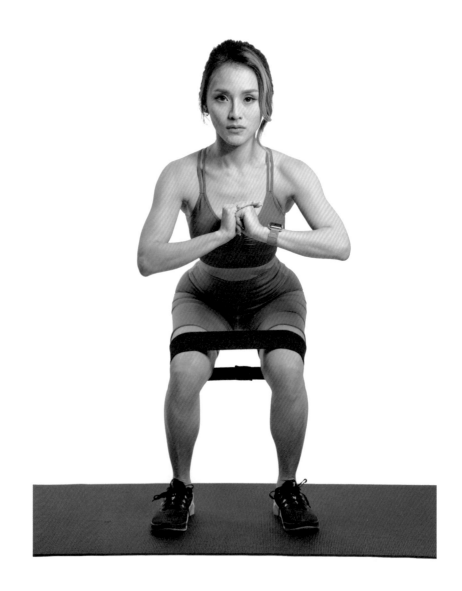

1 | 將翹臀圈套在膝蓋上方的位置，雙腳打開與肩同寬，深蹲。

2 │ 用力向上跳起，落地後直接
回到深蹲位置。重複深蹲、
跳起的動作，進行 30 秒。

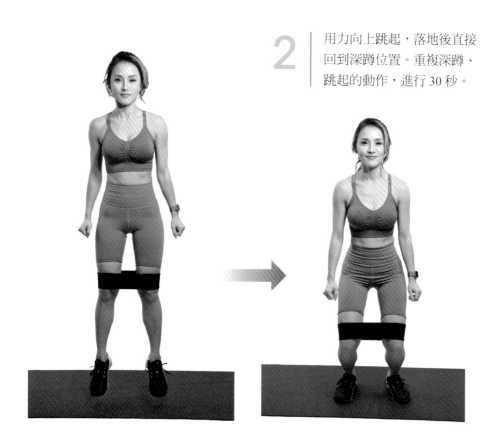

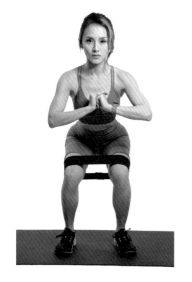

3 │ 原地深蹲 10 次。

翹臀圈跪姿側抬腿

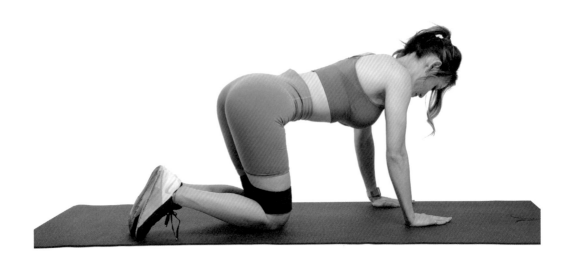

1 跪姿，將翹臀圈套在膝蓋上方，膝蓋和手掌心貼地，收緊腹部核心。

2 右膝向右上抬高,此時臀中肌
會有痠痠緊緊的感覺。重複步
驟 1、2 的動作,進行 30 秒,
再換邊進行。

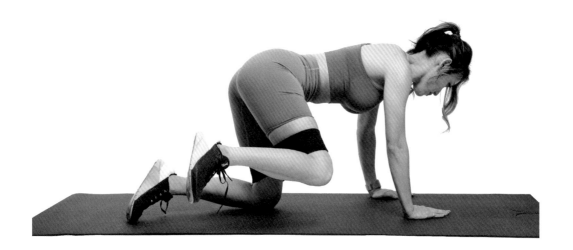

TIPS

抬起右膝時,左腳盡可能固定住,
讓身體不歪斜,感覺左膝到左髖,
有個力量支撐住。

趴姿單腿向上

1 | 趴姿，將翹臀圈套在膝蓋上方。雙手交疊，將頭輕靠在手上。

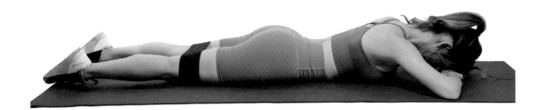

2 | 收緊腹部，將右腿向上抬起。重複將腿抬起、放下的動作，進行 20 秒。

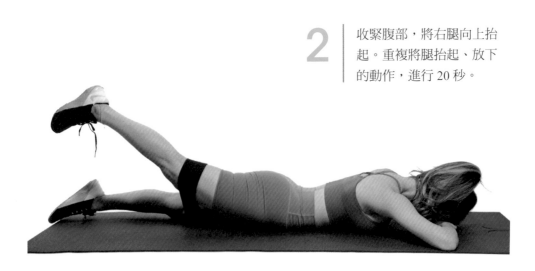

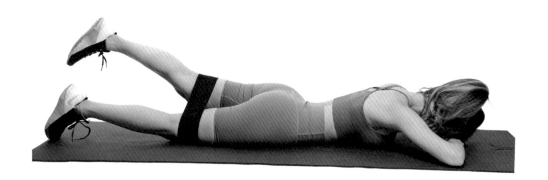

3 │ 換腿，抬起左腿向上。
重複將腿抬起、放下的
動作，進行 20 秒。

TIPS

腿抬起時是用臀部夾緊的力量，
下背是不出力的。

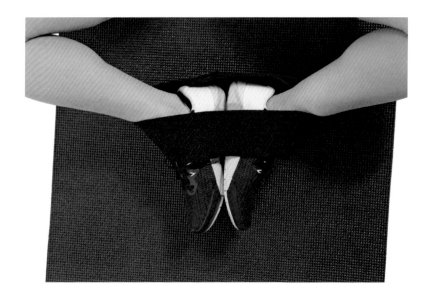

1 躺姿,雙腳向側邊打開,雙腳腳掌相對,將翹臀圈套在腳背上。

2 | 臀部用力向上抬起，
讓身體從腹部到膝蓋
呈一直線。

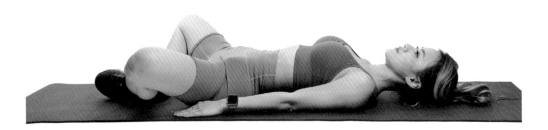

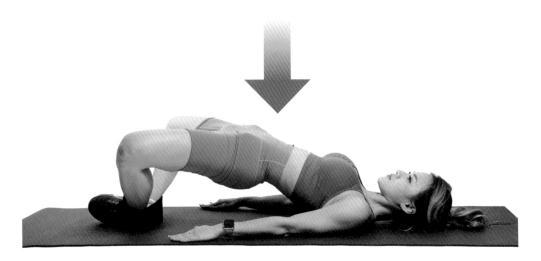

TIPS

p.71～p.79 共五個動作，做完五
個動作為一組，休息 60 秒，再做
下一組，共做三組。

訓練力量、
加速燃脂的
循環訓練法

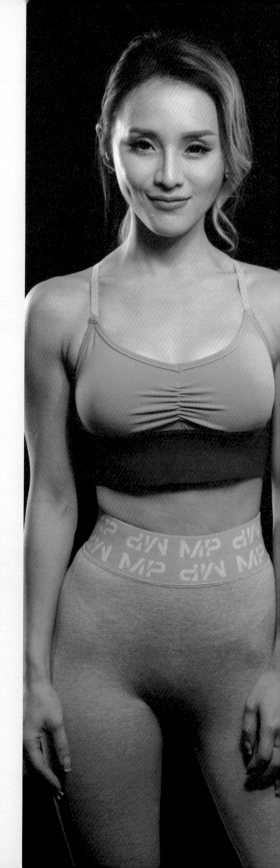

現代人生活忙碌，又想利用時間運動，你一定要認識循環訓練。

什麼是循環訓練呢？循環訓練是把一系列不同動作組合在一起，每個訓練之間穿插短暫的休息，肌力與耐力兩方面都能鍛鍊到，同時做到阻力訓練與有氧運動，可說是訓練肌力、耐力、提高代謝的好方法。優點是省時，訓練力量的同時加速燃脂。

我設計的這組循環訓練法，共有八個動作，讓動作之間的休息時間最小化，也就是在動作標準的情況下可以連續做不中斷。每個動作做 8 ～ 15 下，共做三組。

如果做到一半感到超負荷的話，可以在動作與動作之間稍微喘口氣，但要切記，休息太久可能會喪失循環訓練的功效喔！接下來就一起試試這組省時燃脂和保持肌肉力量的超省時居家健身吧！

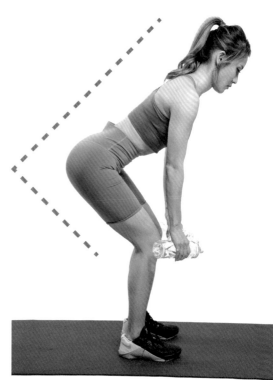

1　雙腳打開與肩同寬，雙手各握一個水瓶。膝蓋微彎，上半身自然下俯，收緊核心。

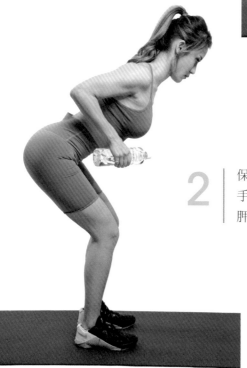

2　保持背部挺直、軀幹穩定，提起手肘向上拉起，收縮背肌帶動肩胛骨後收。

單腿臀橋

1 　躺姿,將膝蓋彎曲,讓上半身的肩胛骨、肩膀,以及腳掌是緊貼在地。

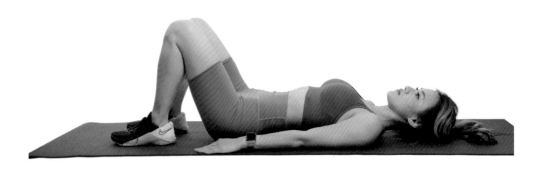

2 　收緊腹部,左腳推地將身體往上帶起,夾緊臀肌。重複將身體推起、放回地板的動作 8 ～ 15 下,再換腳。

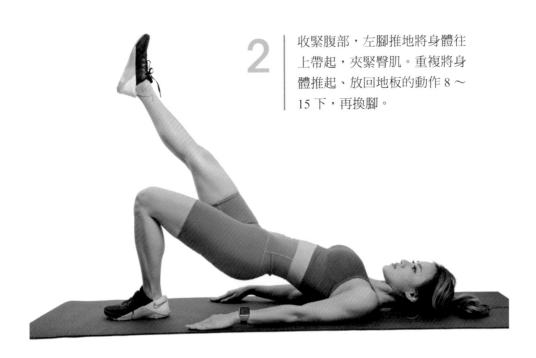

組數 | **8 ～ 15** 下為一組，左右各進行 **3** 組

3 換將左腳抬起，夾緊臀肌、收緊核心將身體抬起。重複將身體推起、放回地板的動作 8 ～ 15 下。

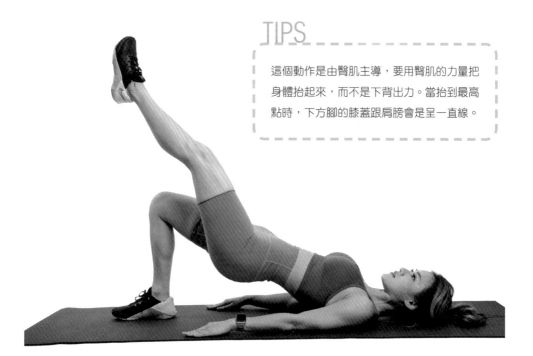

TIPS

這個動作是由臀肌主導，要用臀肌的力量把身體抬起來，而不是下背出力。當抬到最高點時，下方腳的膝蓋跟肩膀會是呈一直線。

TIPS

如果單腿臀橋對你來說難度比較高，或是肌肉掌握度沒有這麼好的話，也可以做雙腿在地的「臀橋」（見 p.57）。

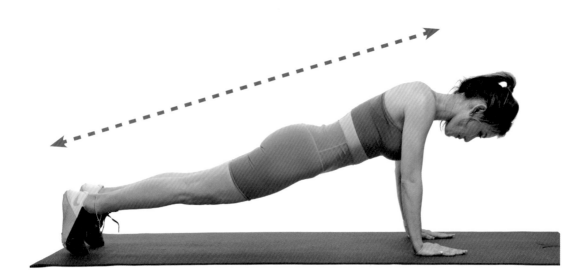

1 雙手置於肩膀正下方，手臂打直、手掌貼地。腳尖點地，讓身體呈一直線。

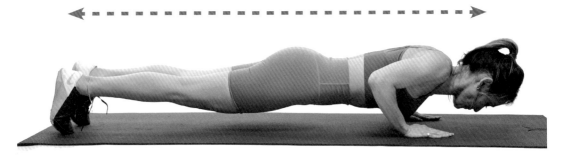

2 | 慢慢彎曲手肘，核心用力，
讓身體接近地板，從頭到腳
維持呈一直線。

TIPS

如果標準的伏地挺身對妳來說比較吃力的
話，也可以做 p.86 的跪姿變化型。

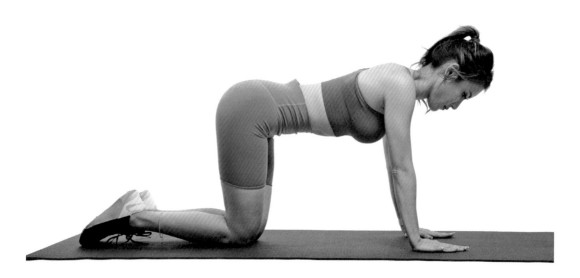

1 跪姿預備。雙手置於肩膀正下方，
掌心貼地。

2

慢慢彎曲手肘，核心用力，
將胸口靠近地板，用胸肌的
力量將身體推離地面。重複
步驟 1、2 的動作，共進行
8 ～ 15 下。

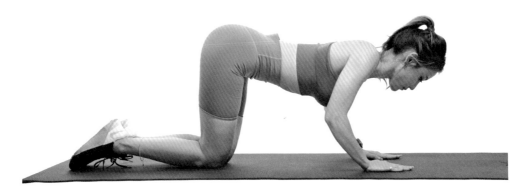

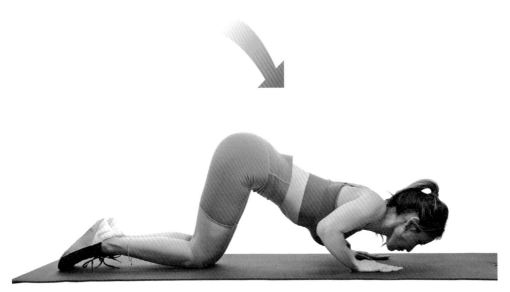

單腿硬舉

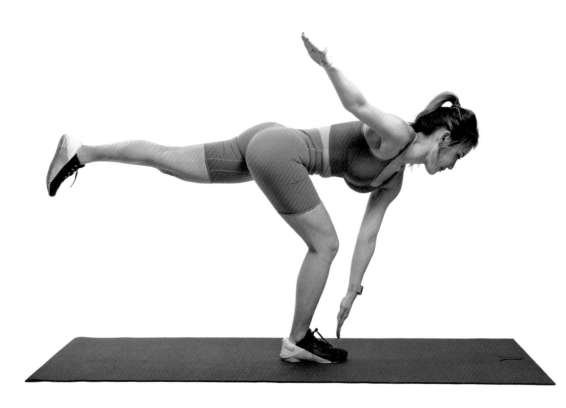

1 右腳單腳踩地，左手往前觸碰
地板再起身，重複 8 ～ 15 下。

TIPS

這個動作看起來很簡單，其實滿具挑戰性的，它會挑戰全身
的協調性跟平衡感。可以試著將右手往旁邊伸直，增加身體
的平衡感，或是旁邊扶著一個東西輔助進行。

2 │ 換腳，再進行 8 ～ 15 下。

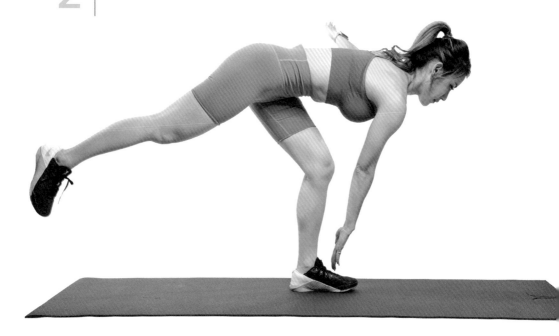

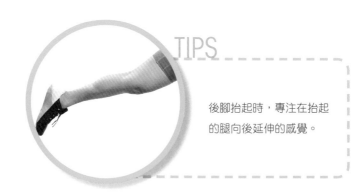

TIPS

後腳抬起時，專注在抬起
的腿向後延伸的感覺。

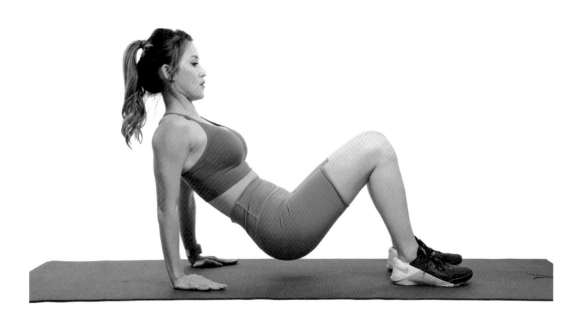

1 | 雙手與肩同寬，後撐在地。
腳掌貼地，臀部離地。

2 | 手肘彎曲，身體慢慢降下，臀部不碰地。重複步驟 1、2 的動作，

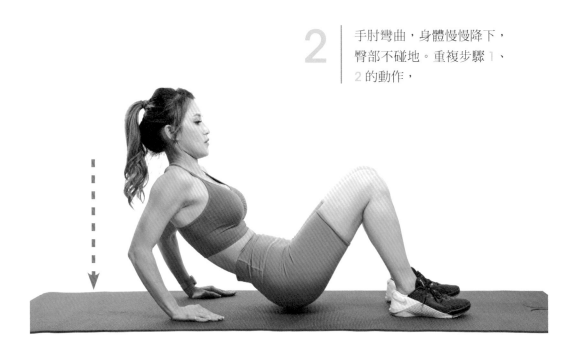

TIPS

這個動作主要是訓練三頭肌，可以在家裡利用台階，或是堅固的椅子當作輔助，然後用三頭肌的力量把身體給撐起來（請見下一頁示範）。

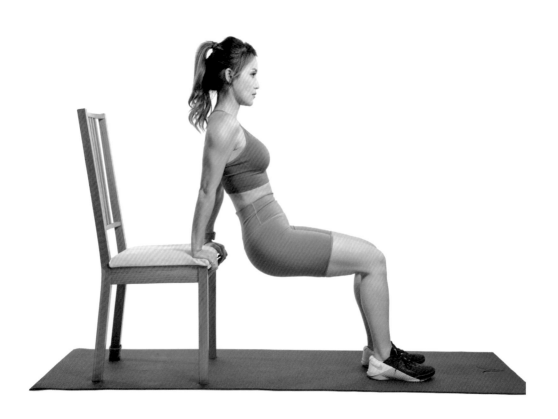

1 準備一張穩固的椅子。雙手與肩同寬，手撐在椅墊上。

動作示範影片

2 | 手肘彎曲，將身體慢慢降下。重複步驟 1、2 的動作，約 8 ～ 15 下。

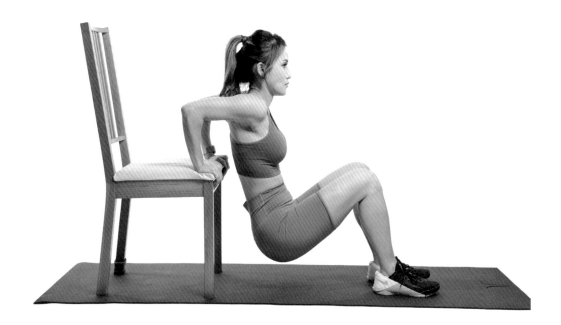

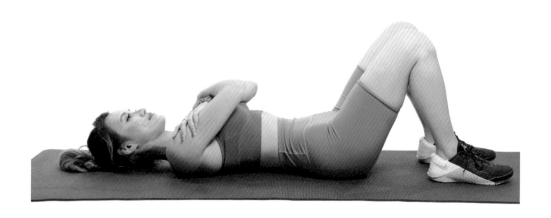

1 | 躺姿,膝蓋彎曲、雙腳打開
與肩同寬。雙手抱在胸前。

2 吸氣，核心用力，將上半身坐起，讓上半身
與地板大約呈 30 度。重複步驟 1、2 的動
作，約 8 ～ 15 下。

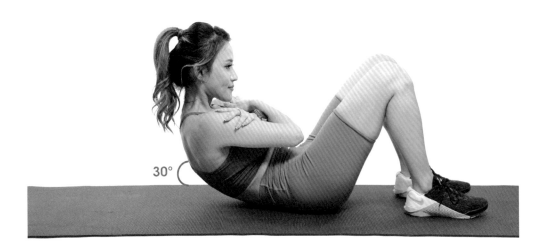

30°

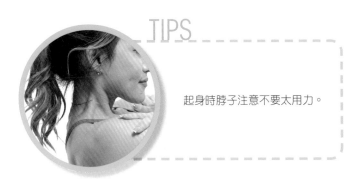

TIPS

起身時脖子注意不要太用力。

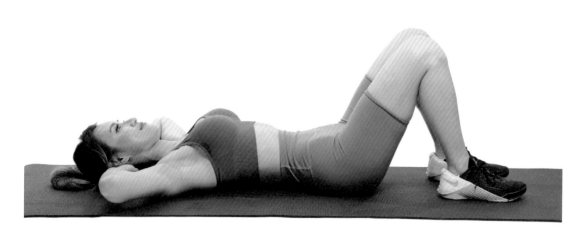

1 躺姿,膝蓋彎曲、雙腳打開
與肩同寬。雙手放在後腦。

2 吸氣，核心用力，將上半身坐起，讓上半身與地板大約呈 30 度。重複步驟 1、2 的動作，約 8 ～ 15 下。

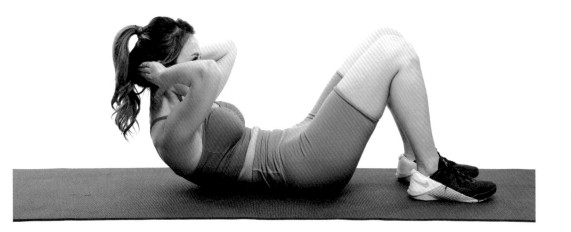

TIPS

如果雙手放在後腦會不自覺的讓脖子變得用力，就請將雙手改放在胸前。

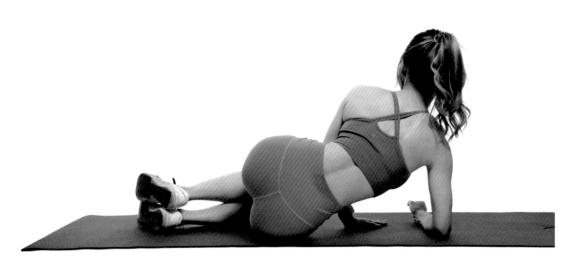

1 側躺姿，一手手肘撐地，一手放於身體前。 雙腳屈膝交疊。

2 核心收緊，將膝蓋向上方推開，重複步驟 1、2，進行 8 ～ 15 下後，再換邊進行。

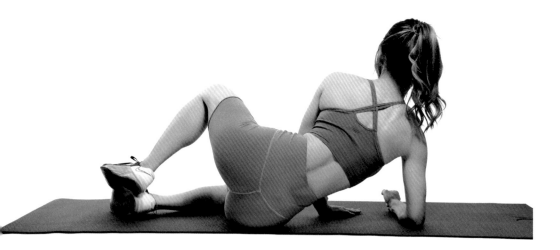

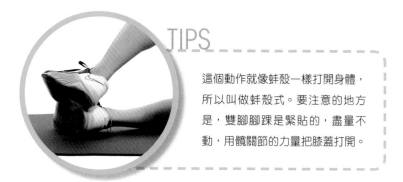

TIPS

這個動作就像蚌殼一樣打開身體，所以叫做蚌殼式。要注意的地方是，雙腳腳踝是緊貼的，盡量不動，用髖關節的力量把膝蓋打開。

深蹲跳

1 雙腳打開與肩同寬，膝蓋彎曲，將臀部往後、往下坐。

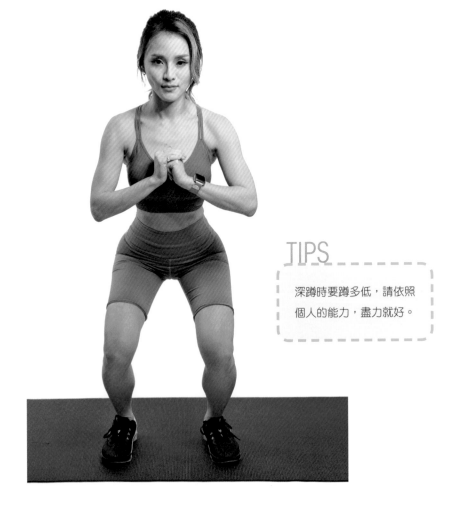

TIPS

深蹲時要蹲多低，請依照個人的能力，盡力就好。

2 │ 用力向上跳，落地後
直接回到深蹲動作，
重複蹲下、跳起的動
作，共 8 ～ 15 下。

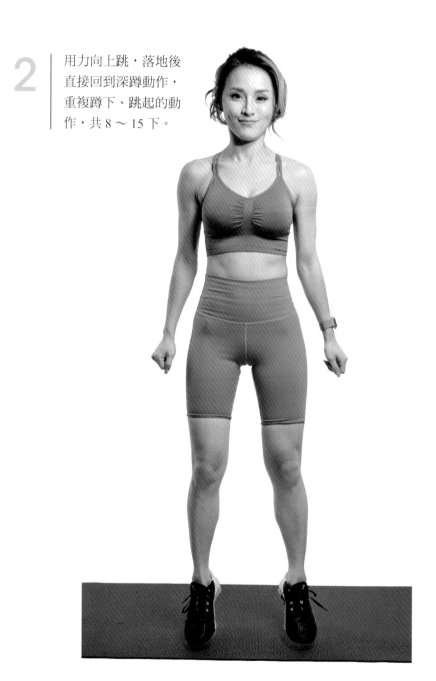

健身菜單安排

除了前面所介紹的以主題設計的居家訓練外，在這裡也要跟大家分享一週三練的居家訓練菜單。

一週三天訓練菜單		次數	組數	頁數
Day1：訓練				
1	彈力帶硬舉	8～15	4	103
2	彈力帶臀橋	8～15	4	104
3	彈力帶弓箭步	8～15	4	105
4	彈力帶跪姿側抬腿	8～15	4	106
5	彈力帶側走	8～15	4	108
Day2：休息				
Day3：訓練				
1	彈力帶深蹲	8～15	4	110
2	彈力帶伐木	8～15	4	112
3	彈力帶站姿側彎	8～15	4	114
4	跪姿彈力帶後抬臂	8～15	4	116
5	彈力帶仰臥抬腿捲腹	20	4	118
Day4：休息				
Day5：訓練				
1	彈力帶跪姿伏地挺身	8～15	4	120
2	彈力帶划船	8～15	4	122
3	彈力帶肩推	8～15	4	124
4	彈力帶頸後臂屈伸	8～15	4	126
5	彈力帶側平舉	8～15	4	128
Day6：休息				
Day7：休息				

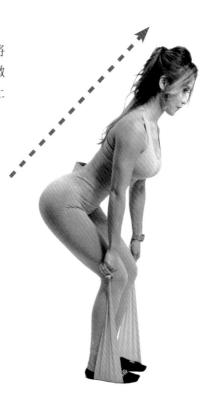

1 拉住彈力帶兩端，並將彈力帶踩在腳下。稍微屈髖，背部打直，讓上半身呈一直線。

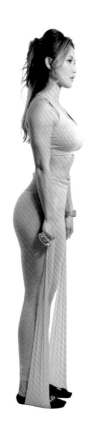

2 臀部向前推，將身體慢慢站直，雙手用力將彈力帶拉直。重複步驟 1、2 的動作，進行 8 ～ 15 下。

彈力帶臀橋

組數｜**8 ～ 15** 下為一組，進行 **4** 組

1 躺姿，讓上半身的肩胛骨、肩膀、腳掌緊貼在地板。膝蓋彎曲，將彈力帶套在膝蓋上方。

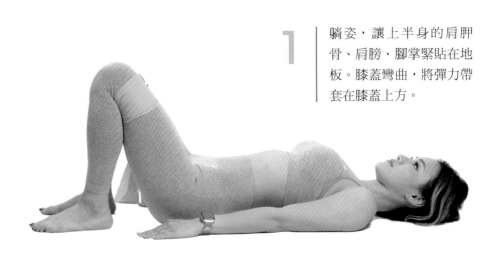

2 將腹部收緊，用臀肌夾起來的力量往上推，讓身體從腹部到膝蓋呈現一直線。

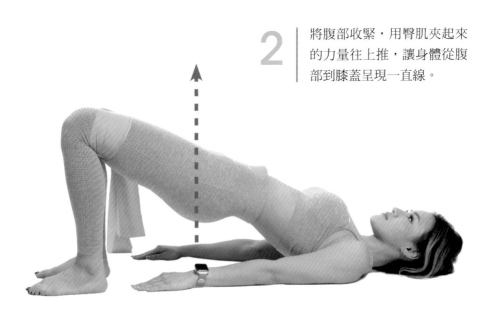

彈力帶弓箭步

組數 │ **8 ～ 15** 下為一組，進行 **4** 組

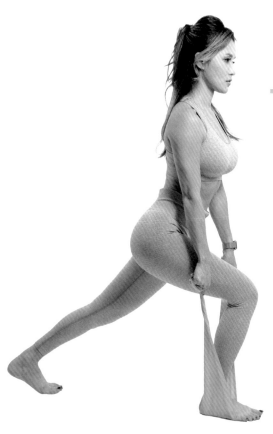

1 │ 腳踩弓箭步，將彈力帶踩在前腳底下。上半身打直，雙手握住彈力帶。

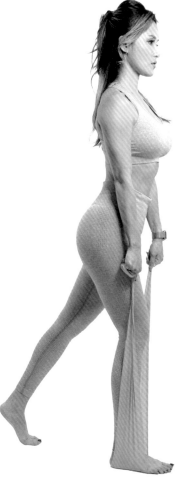

2 │ 慢慢伸直前腿，將身體帶起。雙手用力將彈力帶拉直。重複步驟 1、2 的動作，進行 8 ～ 15 下。

彈力帶跪姿側抬腿

1　四足跪姿，將彈力帶套在膝蓋上方。膝蓋和掌心貼地，收緊腹部核心。

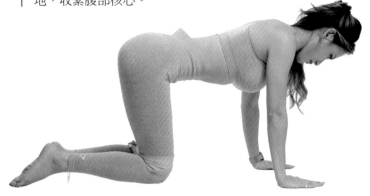

2　保持左腳穩定不動，將右腳往外側抬起。重複步驟 1、2 的動作，進行 8 ～ 15 下。

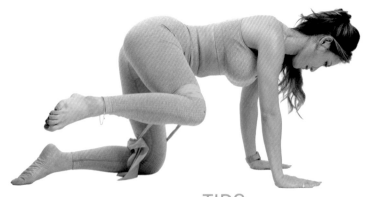

TIPS

重點不在於腳要抬得很高，而是要保持身體穩定，才能啟動臀側肌群。

3 | 接著換左腳，8 ～ 15 下為一組。

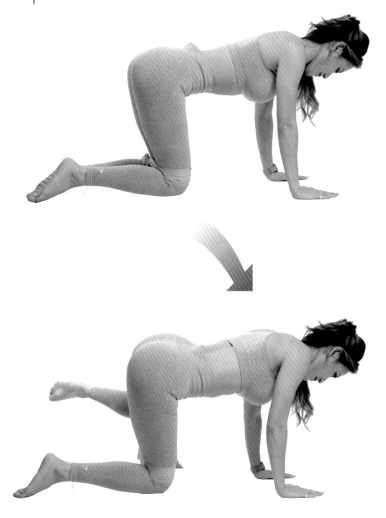

彈力帶側走

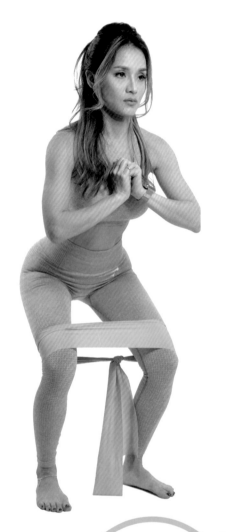

1 　將彈力帶套在膝蓋上方，
屈髖，上半身打直、收緊
核心，膝蓋與腳尖朝向同
方向。

TIPS

彈力帶具有極度延展、不易斷裂
的特性，可透過阻力有助訓練各
部位肌群，效果媲美啞鈴，且攜
帶方便不佔空間。

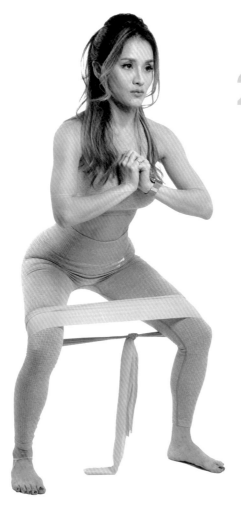

2 吐氣向外側跨步，意識集中於臀部肌群，吸氣時另一腳往內跨，重複步驟 1、2 的動作 8～15 下。

Day 2　休息日

彈力帶深蹲

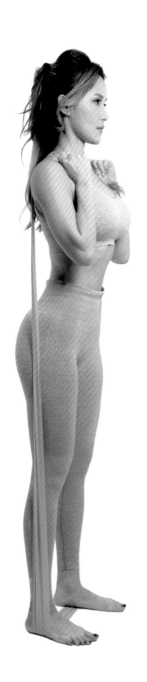

1 雙腳打開與肩同寬，彈力帶踩在腳下，並繞過肩背，在肩前握住彈力帶。

TIPS

盡可能將彈力帶拉緊，取得適當的阻力。

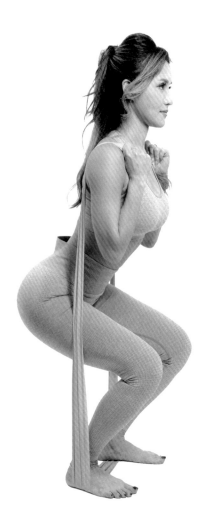

2 ｜ 向後深蹲，保持上半身打直。重複步驟 1、2 的動作 8 ～ 15 下。

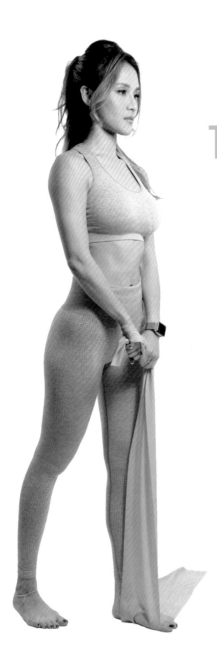

1 雙腳比肩稍寬，彈力帶踩在左腳底，雙手拉住彈力帶預備。

TIPS

盡可能將彈力帶拉緊，取得適當的阻力。

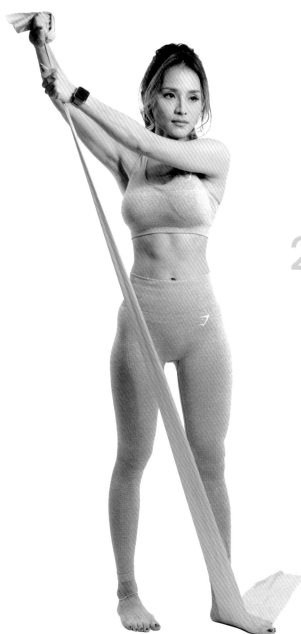

2 　將彈力帶往右上方拉。保持上半身挺直向右側旋轉，核心收緊。重複步驟 1、2 的動作 8 ～ 15 下，再換邊進行。

TIPS

手臂保持伸直，可平行於肩膀。

彈力帶站姿側彎

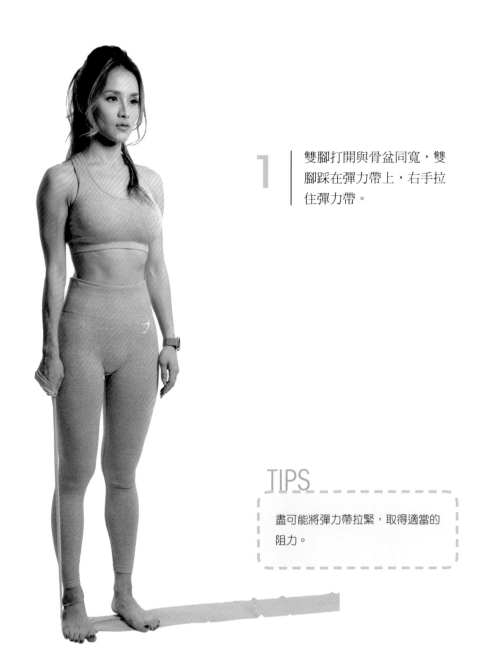

1 | 雙腳打開與骨盆同寬，雙腳踩在彈力帶上，右手拉住彈力帶。

TIPS

盡可能將彈力帶拉緊，取得適當的阻力。

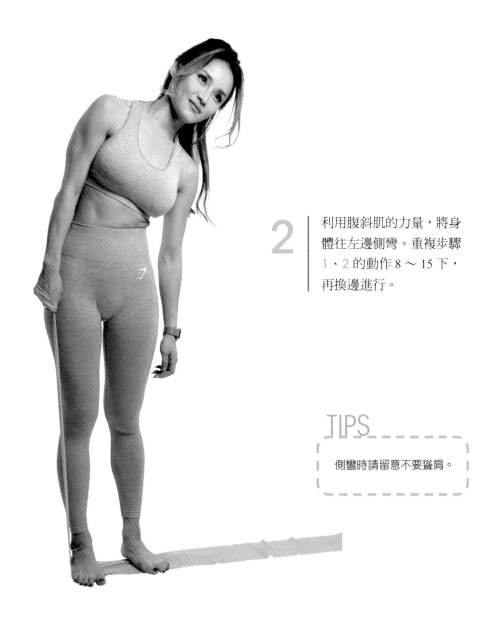

2 利用腹斜肌的力量，將身
體往左邊側彎。重複步驟
1、2 的動作 8 ～ 15 下，
再換邊進行。

TIPS

側彎時請留意不要聳肩。

彈力帶跪姿後抬臀

1 四足跪姿,將彈力帶套在膝蓋上方。膝蓋和掌心貼地,收緊腹部核心。

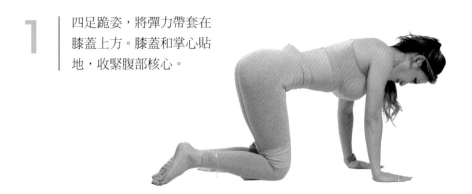

2 左腳向後上方抬起,右膝固定不動,並維持上半身挺直。重複步驟 1、2 的動作 8 ～ 15 下,再換邊進行。

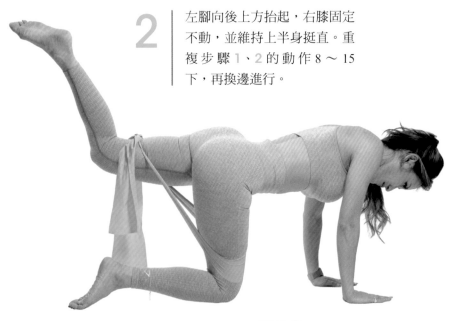

TIPS

注意骨盤穩定,讓左右臀的高度盡可能維持同樣高度。

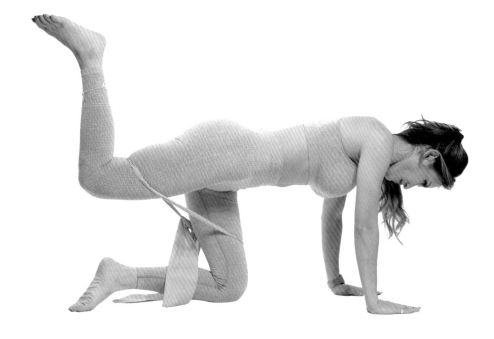

3 | 換邊進行。

彈力帶仰臥抬腿捲腹

1 | 躺姿,將彈力帶踩在腳底,雙手握住彈力帶。

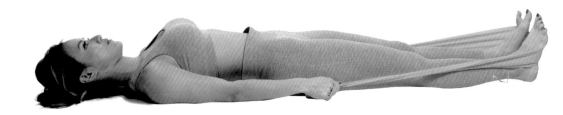

TIPS

盡可能將彈力帶拉緊,取得適當的阻力。

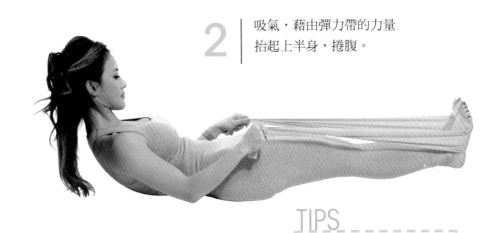

2 吸氣，藉由彈力帶的力量抬起上半身，捲腹。

TIPS

注意保持脖子放鬆，不要過於僵硬。

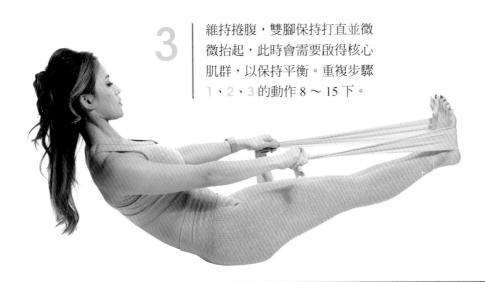

3 維持捲腹，雙腳保持打直並微微抬起，此時會需要啟得核心肌群，以保持平衡。重複步驟 1、2、3 的動作 8 ～ 15 下。

Day 4 休息日

彈力帶跪姿伏地挺身

1 四足跪姿，將彈力帶套在
肩背上方。膝蓋和掌心貼
地，收緊腹部核心。

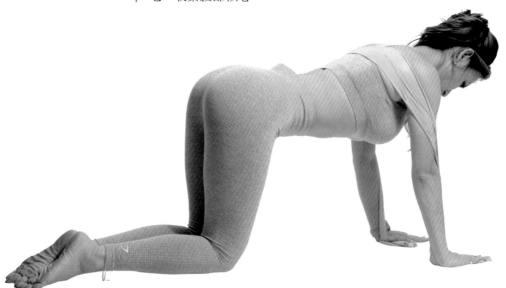

TIPS

盡可能將彈力帶拉緊，取得適當的
阻力。

2 彎曲手肘，胸口向下貼近地面，保持上半身挺直。

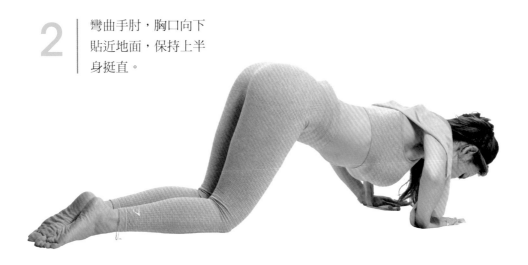

3 用胸肌的力量將上半身推離地面，回到四足跪姿。重複步驟 1、2 的動作 8 ～ 15 下，再換邊進行。

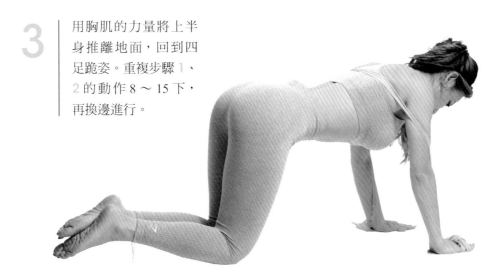

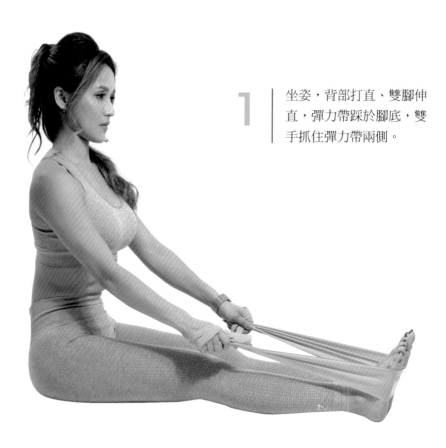

1 坐姿，背部打直、雙腳伸直，彈力帶踩於腳底，雙手抓住彈力帶兩側。

TIPS

盡可能將彈力帶拉緊，取得適當的阻力。

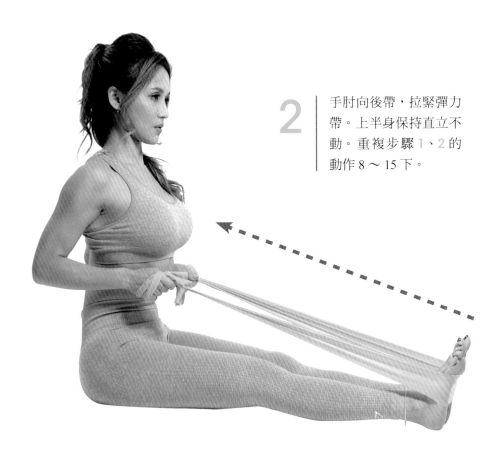

2 ｜ 手肘向後帶，拉緊彈力帶。上半身保持直立不動。重複步驟 1、2 的動作 8 ～ 15 下。

彈力帶肩推

1 站姿，雙腳打開與肩同寬。將彈力帶踩在腳下，雙手抓住彈力帶兩側。

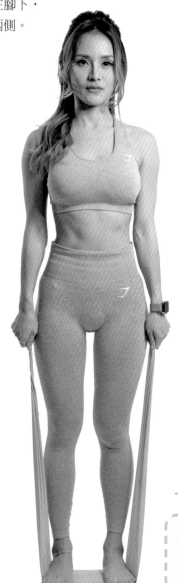

TIPS

盡可能將彈力帶拉緊，取得適當的阻力。

3 將雙手伸直，手臂靠近耳朵。重複
步驟 1、2、3 的動作 8～15 下。

2 將雙手往兩側抬起，將彈
力帶拉至身體後方。

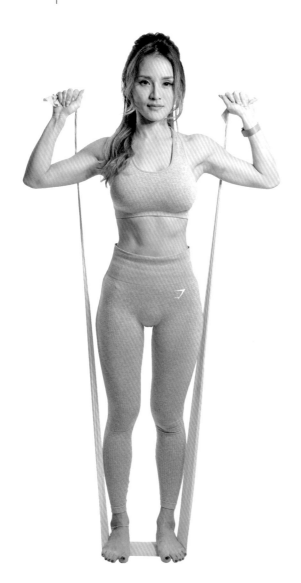

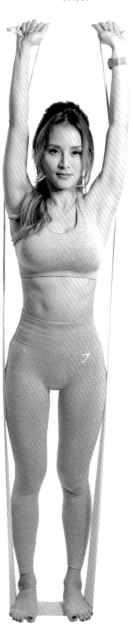

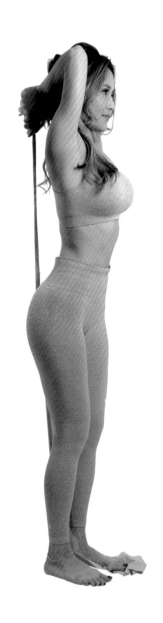

1 站姿。將彈力帶一端踩在腳上,雙手彎曲抓住彈力帶另一端。收緊腹部核心。

TIPS

盡可能將彈力帶拉緊,取得適當的阻力。

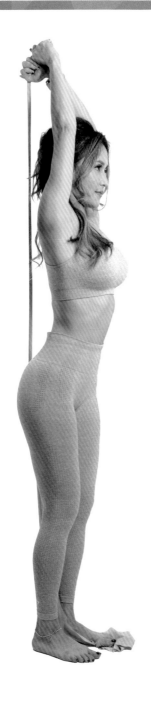

2 吸氣，將手臂伸直，將彈力帶頭頂方向拉。重複步驟 1、2 的動作 8 ～ 15 下。

TIPS

上手臂及手肘全程保持固定。

彈力帶側平舉

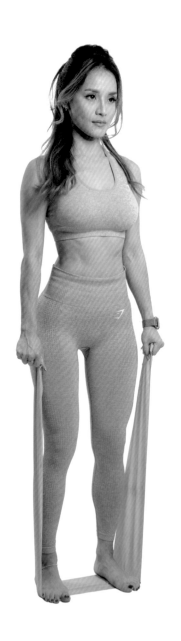

1　站姿，雙腳打開與骨盆同寬。將彈力帶踩在腳下，雙手抓住彈力帶兩側。

TIPS

盡可能將彈力帶拉緊，取得適當的阻力。

2 將雙臂向身體兩側抬起，保持手臂與身體挺直。重複步驟 1、2 的動作 8 ～ 15 下。

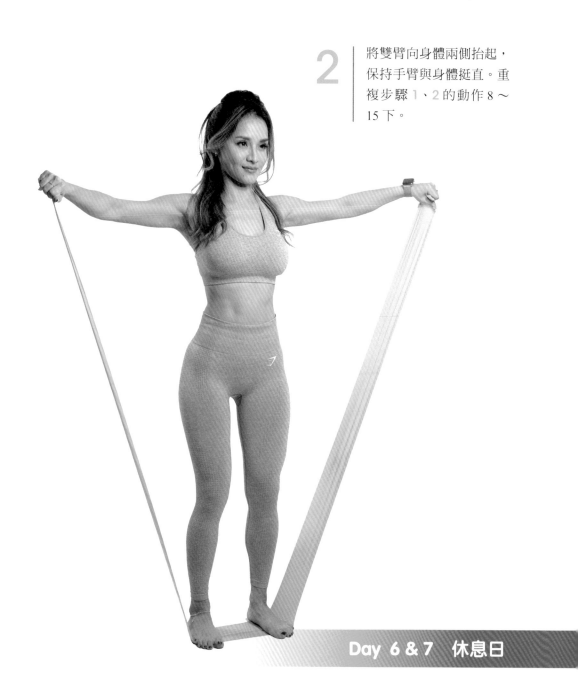

Day 6 & 7 休息日

Part 3
不失敗的
減脂計畫

" 減脂到底是在減什麼？
弄懂重要觀念，少走減脂冤枉路 "

你是不是一天到晚喊著要減脂，
但卻不斷的打掉重練？
減脂是少吃嗎？只要少吃脂肪或碳水化合物就好了嗎？
每天一定要計算攝取的熱量、蛋白質等營養素嗎？
減脂期應該做什麼準備，你真的知道嗎？

身體是很奇妙的東西，不論你想要增肌還是減脂，
用正確的方法、做該做的事、用心觀察並傾聽身體的聲音，
再給它一點耐心，它其實很聽話的！

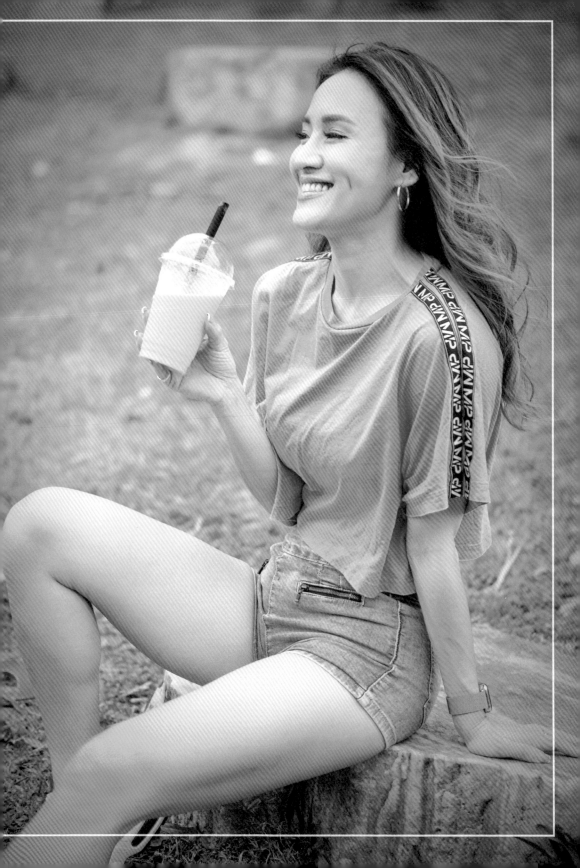

你知道你每天需要多少熱量嗎？

記得以前的我會因為體重的變化影響心情。約會當天的體重如果比較高，就會在鏡子前面花很久的時間挑衣服，怎麼看都不滿意；如果體重比較低，好像特別的有自信，走路都有風。起起伏伏的體重不斷左右我，就算視覺看起來根本沒有差異，還是會忍不住鑽牛角尖。

體重機上的數字很重要嗎？

其實影響體重變化的因素很多，很多時候並不是妳真的變胖或長脂肪了。最常見的影響是水分，前一天若吃的重口味（高鈉）一些，身體儲存的水分增加，隔天體重就會上升。或是女性的生理期也會導致體重上升。

既然體重不是變胖或變瘦的指標，為什麼我們還要學習掌握體重呢？因為如果想要有效率的增肌或減脂，體重數字仍是一個具有參考價值的指標，後面篇章會跟大家解說除了體重數字，還有哪些參考數字可以確保自己走在正確的路上。

熱量值，是減重時的重要參考

我常收到的訊息像是：「減肥時可以吃什麼？」、「健身完吃東西是不是吸收的特別快？」、「睡前吃東西會不會減肥失敗？」這些關於減重的問

題，在妳懂了基本的飲食概念之後，都會得到解答。相信大家應該都有聽過很多種飲食法來減重，例如：乾淨吃飲食法、生酮飲食、碳水循環飲食法等等，用這些飲食法來減重其實都是一個共同的基本概念：**飲食攝入的熱量＜消耗的熱量**。

也就是當你攝取的熱量低於身體所消耗的，你的體重就會減少。反之，你吃得比身體需要的還多，這些多出來的熱量會被身體儲存為體脂肪或肌肉，造成體重上升。那我們要如何知道自己的身體一天需要多少熱量？

學會計算 TDEE

TDEE ＝基礎代謝率＋每日活動量，也就是一天中，你身體所消耗的熱量。

可以利用許多網路（https://ashleexiu.com/tdee）或是 APP 所提供的計算工具，算出粗略版的「總熱量消耗」（稱之為 TDEE，Total Daily Energy Expenditure），以下還是提供公式，方便大家自行計算：

基礎代謝率（BMR）

基礎代謝率：維持身體器官正常運作及生命所需能量。

計算公式如下：

男＝【$13.7\times$ 體重（公斤）】＋【$5.0\times$ 身高（公分）】
$\quad$ －（$6.8\times$ 年齡）＋ 66

女＝【$9.6\times$ 體重（公斤）】＋【$1.8\times$ 身高（公分）】
$\quad$ －（$4.7\times$ 年齡）＋ 655

資料來源：行政院衛生署

每日活動量

依每個人的生活型態不同，每日活動量也有所差異。

活動量	活動量參考描述	TDEE
久坐	辦公室工作，沒有運動習慣	1.2 × BMR
輕度	運動 1～2 天／週	1.375 × BMR
中度	運動 3～5 天／週	1.55 × BMR
高度	運動 6～7 天／週	1.725 × BMR
極高度	運動員等級，每天運動 2 次	1.9 × BMR

如何利用 TDEE 來減重？

現在你已經會用粗略的算法得知自己的 TDEE，但若你精益求精想得到一個精確的數字，可以經由記錄每日吃進的食物熱量及體重之間的變化去觀察出最接近的真實數字。

但若我們不是健美選手、不是專業運動員，也對自身體態沒有特別嚴格的要求，其實可參考網路提供的 TDEE 計算機，再依造身體的變化去調整。

以熱量平衡的概念來看，TDEE ＝攝入熱量，那你的體重不增不減，不會變胖也不會變瘦，可以維持身材（通常增肌減脂會建議 TDEE ±300 大卡）。但是，TDEE 是一個會持續變動的數字，並且每個人的體質、賀爾蒙分泌、腸胃吸收率以及身體健康程度都不同，務必要隨著身體的變化來調整你要攝取的熱量。

理論上來說，1 公斤脂肪＝約 7700 大卡，可以依照這個標準去計算你要增減多少熱量，以達到目標體重。

更重要的是，相同的熱量，但不同質量的食物，對身體影響也很大。例如 300 大卡的巧克力 VS 300 大卡的雞胸肉堅果沙拉，後者所提供的營養素、維生素、礦物質、纖維量等，對身體的幫助絕對是優於前者的。

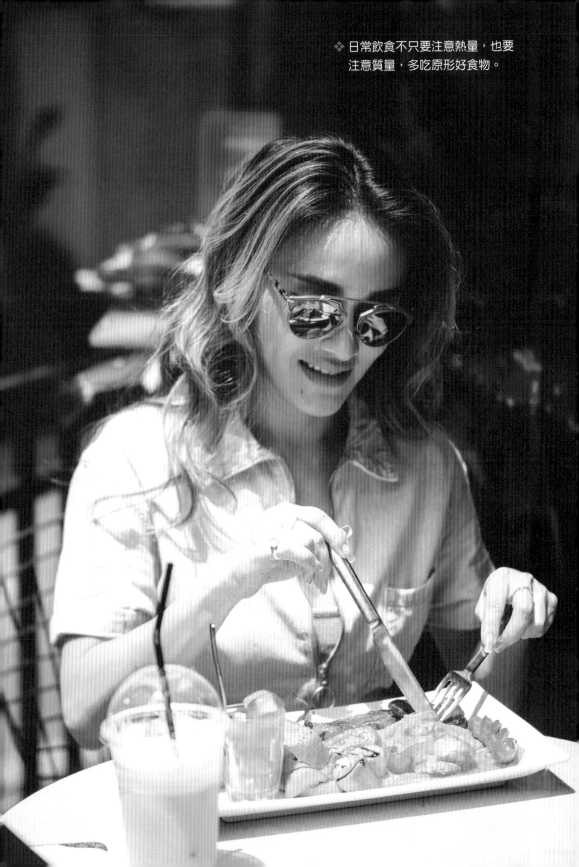

❖ 日常飲食不只要注意熱量，也要注意質量，多吃原形好食物。

增肌減脂，一定要計算營養素和卡路里？

當你設定好要吃的熱量，也確保吃的是高營養質量的食物，我們要如何得知減脂時減去的是脂肪而非肌肉呢？此時，攝取營養素的比例就非常重要。

蛋白質、脂肪、碳水，掌握三大營養素

這邊所說的營養素指的是——宏量營養素（macros），也就是蛋白質、脂肪跟碳水化合物。當你把吃進肚子裡的食物，包括有多少的蛋白質、脂肪和碳水化合物一一記錄下來，盡可能達到你的目標營養素，幫助你朝向目標。這些計算與了解，對於健美選手和職業運動員而言，都是相當基本的。

要注意的是，為了要吃到蛋白質所以吃雞蛋，但同時要考慮到雞蛋裡面不是只有蛋白質，還有脂肪。吃一片吐司，裡面除了碳水化合物、脂肪外，也有蛋白質，所以你要留心自己吃進的東西裡所含的各種營養素的數量，進而去挑選食物，搭配你的目標營養素。

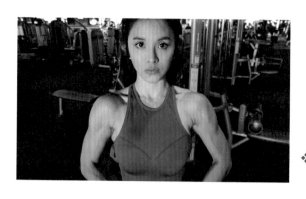

❖ 盡可能達到你的目標營養素，
　幫助你朝向目標。

線上營養素計算

現在也有許多計算營養素的網站與 App，只要將食材與份量輸入，就會顯示該營養含有的營養素，相當方便。

提供以下網站給大家參考：

https://www.myfitnesspal.com/zh-TW/

計算營養素好麻煩，一定要算嗎？

計算營養素的優點：科學化並精準，讓你認識吃到肚子裡的食物有什麼營養。不過其缺點就是麻煩、耗時，吃東西以前都要先放上磅秤。

那**不計算**營養素的優缺點呢？我覺得不計算的話，是比較符合人性的，因為人看到食物就是想吃啊！誰管你什麼卡路里和營養素。但不計算的缺點就是，對自我要求高的人來說，或多或少會有一些心理壓力，因為你不知道自己在增肌或減脂的時候，是否會吃過多或過少。

比方說，你無法掌握減脂期會不會吃的太少，你一心想著我在減肥，可能因此吃得過少，少到連身體基本的營養需求都不夠，反而導致肌肉量減少、代謝降低，變成易胖體質，甚至可能會落髮、月經失調等。

而增肌期吃得過多，多到超過你身體所需，它會轉變成你不想要的體脂肪，又或是你在增肌期吃過少的話，肌肉沒有足夠的營養長大。

你是真的減脂了，還是「以為」減脂了？

對於想要完成一件事，我的價值觀是要用最有效的方法達到目標，但可惜的是，通常最有效的方法並不是最容易的。

人嘛～常會有想吃零食的衝動，這完全可以被理解。但對於有些不計算營養素的人來說，她認為只吃一點點應該沒有關係，但這邊吃一點、那邊吃一點，加起來可能把你剛剛在健身房揮汗如雨、消耗掉的熱量都吃回來了。

另一種類型的人，喝了兩杯豆漿，就認為今天有吃蛋白質了，但我們不清楚坊間的豆漿中的碳水化合物、脂肪的比例是多少（通常比你想像的還要高）；我們可能也不清楚花生醬不但有蛋白質，也含有高含量的脂肪。

還有一種類型的人，我覺得也很需要計算卡路里——對身體的訊號特別敏銳者。例如，訓練完心裡想：「哇！我今天消耗了這麼多卡路里，現在有一點小餓，應該要多吃一點點心來補充能量。」；「月經來好虛弱喔！我應該要多吃一些巧克力還有紅豆湯，再來一杯熱拿鐵好了……」。隨性地享受人生沒有不對，但這樣卻無法科學有效地確保自己真的有達到身體的營養需求。

甚至你跟我一樣是吃貨，「吃」對我來說是世界上最快樂的事情之一，對於我們這種人來說，用具體的數字去牽制你的吃貨魂，不但可以教會我們如何控制衝動，同時也可以制定更好的計畫。至少在剛開始時，對食物有基本概念，學習了解不同食物的份量大概由多少的熱量與營養組成，對你未來體態管理跟身體健康會有很大的幫助。

因為減脂不單純是少吃而已，還有很多的因素會影響你的進展，例如睡眠、水分攝取、壓力指數、基礎代謝率還有活動消耗量，我們可以先把最重要的一環——熱量攝取，這個可控的因素固定下來，你才有最大的機會在期

限內達到目標。

　　以我的身體數值為例：我身高 158 公分，目前的體重落在 48 ～ 50kg 之間，如果我每天熱量少攝取 100 大卡，一週少 700 大卡，就足以讓我降低體脂肪。

　　但如果我沒有計算熱量，沒有每天少吃 100 大卡的話，就變成佛系減脂，很可能沒有效果。若我順利減脂了，但想讓體脂肪繼續往下掉，我就必須適時的調整我的熱量／營養素或再增加有氧／運動量，才能讓我持續減少脂肪。

減脂，不只是減少脂肪的攝取

　　女孩開始減脂了，她每天吃 150 克的碳水化合物，體重是降低了，但是腰圍沒有變小，反而是皮膚變乾了，開始掉頭髮，甚至生理期也沒有來。為什麼呢？因為她可能忽略油脂的攝取。

　　減脂並不單單是減少脂肪的攝取，而是要營養均衡並且控制份量。那「量」是多少呢？請加入計算卡路里與營養素的行列，因為你的舌頭不會告訴，你吃下這塊肉有多少的脂肪及蛋白質。

培養對食物組成的敏感度

你不做重量訓練、不在乎肌肉量，更不擔心有氧愈做越扁的屁股，你也不介意減脂成效差或是增肌時體脂肪也跟著指數性增長，那我也不介意你忽略熱量跟營養素。

你可以看著任兩種食物，立即知道裡面的營養成分，做出最健康的選擇；你追求的只是健康的身體、快樂的心靈、你喜歡健身運動帶給你的快樂、你想要的只是一個標準體重，不需要有線條、你沒有體態目標、沒有時間限制，不想把時間浪費在計算食物的營養素上。如果你是上述任何一種人，那你也不需要計算卡路里。

你可以看著一塊生魚片說：「這看起來有 25 克，裡面大約有 5 克的蛋白質跟 2 克的脂肪」。「喔～不對！這塊鮭魚的油花比較多，是 3.5 克的蛋白質搭配 4 克的脂肪」，如果你是個計算卡路里老司機，你完全可以把磅秤丟掉。這不是不可能的事情唷！當你長期把食物放上磅秤跟計算，你會愈來愈熟悉眼前的食物營養含量是什麼狀態，這是一個可以培養的技能。

其實我覺得計不計算熱量營養素沒有對錯，重要的是找到適合自己、可持續且有效的方式，才能更接近你的目標。

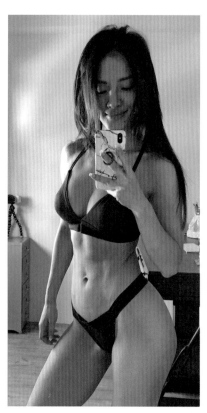

❖ 定下體態目標，為自己而練。

蛋白質怎麼吃才夠？

我常被問到，關於營養素的比例要如何分配，其實網路上可以查到的資訊非常多，大部分是營養師或相關單位依照「常態」飲食比例所提供的建議。而這本書是希望帶大家入門健身，所以我所列的範圍會以友善健身、建造肌肉的方向來討論。

大家都知道蛋白質是人體必需的營養素之一，而且常聽到健身人開口閉口都在談論蛋白質，似乎非常重要。究竟蛋白質該如何攝取，多少的攝取量才足夠一天所需呢？

蛋白質是長肌肉的原料

蛋白質最主要功能為建構和修補組織（肌肉），所以有在健身並追求肌肉成長或減脂的人，一定要攝取足夠的蛋白質。

像訓練造成的肌肉損傷，就要補充足夠的蛋白質提供肌肉原料，讓肌肉修復及成長。而想要減脂的人更是需要蛋白質，它可以讓我們在減脂期間肌肉流失最小化。想維持體態的人總熱量吃到 TDEE（請見 p.133）就可以了，但要維持肌肉量也是要攝取一定的蛋白質。

以下針對健美為目標者，建議蛋白質攝取量：

❶ 減脂期：2.2 ～ 2.6 克／每公斤體重

❷ 增肌期：1.6 ～ 2.2 克／每公斤體重

❸ 維持期：1.2 ～ 2.0 克／每公斤體重

資料來源：《肌肉與力量金字塔》（The Muscle & Strength Pyramid）

蛋白質的攝取來源

常見的動物性蛋白質有：肉類、雞蛋、優格、起司、牛奶；常見的植物性蛋白：豆類、豆漿、豆腐等。

不過像我們這樣以米飯為主食的亞洲社會，並不是很容易攝取到足夠建造肌肉的蛋白質。尤其現代人生活忙碌，大多是外食，而外食的確比較難單從食物去獲取足夠的蛋白質，還不超過（荷包）一日總熱量（失血）。

這時候乳清蛋白就是一個好選擇，方便且便宜。通常坊間販售的乳清蛋白，一份約有 20g 蛋白質，相當於 3 ～ 4 顆雞蛋的蛋白質。

如果可以從平日飲食中攝取足夠的蛋白質，就不需要額外喝乳清。但若你不方便自煮，就可以考慮買乳清蛋白，除了方便，它的型態，是能讓身體快速吸收的蛋白質。

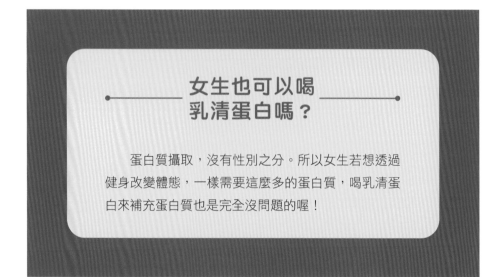

女生也可以喝
乳清蛋白嗎？

蛋白質攝取，沒有性別之分。所以女生若想透過健身改變體態，一樣需要這麼多的蛋白質，喝乳清蛋白來補充蛋白質也是完全沒問題的喔！

脂肪、碳水怎麼吃？

　　請改掉聽到油脂就避之唯恐不及的反應，脂肪在人體中是很重要的角色。它可以提供身體能量、抗發炎、幫助運動後恢復、抑制胃蠕動、延長食物停留胃內時間和增加飽足感。更重要的是，它協助製造和維持女性賀爾蒙在正常水平，更有提供身體必需脂肪酸和促進脂溶性維生素吸收的功能。

脂肪攝取是必需的

　　適當的攝取油脂，可以讓食物更美味，增加滿足感及延遲飽足感，讓你在減脂期的時候更容易堅持。

　　那每天應該吃多少脂肪才夠呢？以下以健美為目標建議脂肪攝取量：

❶ 減脂期：15 ～ 25％／每日總熱量

❷ 增肌期：20 ～ 30％／每日總熱量

❸ 維持期：20 ～ 35％／每日總熱量

　　資料來源：《肌肉與力量金字塔》（The Muscle & Strength Pyramid）

碳水化合物是讓人變胖的大兇手？

另一個也很重要的營養素——碳水化合物，近年來因為低醣生酮飲食的盛行，它似乎變成有爭議的營養素。

其實碳水化合物能提供最直接、最快速的能量補充，它還可以保護組織蛋白，防止身體分解蛋白質（肌肉）作為能量來源。

簡單來說，醣類（碳水化合物）可刺激胰島素分泌，幫助肌肉合成，減少運動中的肌肉流失。那為什麼大家對它有所誤解？

我們已經知道，攝取超過身體所需的熱量，會轉換（變）為脂肪（胖）。但其實不只碳水化合物，任何食物只要吃得過多（超過身體所需的能量），都會導致體重增加，不是只有碳水化合物。只是碳水化合物吃進體內後會挾帶水分，造成體重快速上升。但這上升的體重只是體內水分的重量，並不是真的長胖（如果你有控制熱量的話）。

儘管我們不用碳水化合物也可以生存，但長期來看也不建議完全戒除碳水化合物。碳水化合物是人體的主要能量來源，如果沒有它，身體會使用蛋白質和脂肪作為能量來源。但長期用高蛋白質高脂肪食物取代碳水化合物，會增加飽和脂肪的攝入，進而增加血液中的膽固醇含量，也很難獲得足夠的纖維，對長期健康有負面影響。

每天該吃多少碳水化合物呢？當你計算出 TDEE（請見 p.133），設定減脂／增肌／維持的目標後，就可以得知一整天要吃多少熱量。把你一整天要吃的熱量扣掉前述建議的蛋白質跟脂肪的量，剩下的就留給優質碳水（優質碳水大原則：**原形食物＞加工精緻食品**）吧！

阻力訓練與飲食控制同時進行

在減脂／增肌／維持期間，我強烈建議阻力訓練與飲食控制要同時進行，這樣才能達到長期維持美好的體態。

在減脂的過程中不要一下子衝太快、對自己過於嚴格，注意微量營養、水分、睡眠的充足，避免賀爾蒙失調或對健康造成負面影響，速度盡量控制在減少每週體重的 0.5 ～ 1%較佳。

在增肌的過程也盡量避免無限的爆吃，因為吃下去的脂肪債，以後都是要自己還的。

─── 減脂案例 ───

A 小姐身高 160cm，體重 50kg，她的 TDEE 是 1500。她想要在夏天前瘦一波，距離跟閨蜜去海邊的時間剩一個月，她會做以下的安排：

1. 每天減少攝取 300 大卡的熱量，選擇原形及高營養價值的食物。
2. 每天維持 1200 大卡的熱量，蛋白質 120g，脂肪 35g，碳水化合物 101g。
3. 持續運動，注意壓力控管及睡眠，適時的依照身體組成去調整熱量及營養素，重點放在體態有進步。

⁞⁞⁞ 為什麼減脂總是失敗？

　　回想我剛開始減脂時，是強迫自己採取嚴格的手段。每次吃東西前，都會把食物放上磅秤，記錄它的熱量和營養素。這麼做是希望可以最有效率且最快速達到科學化的減脂，同時不需要餓肚子，也避免把辛苦鍛鍊的肌肉流失掉。

　　我會把自己每天應該吃的熱量、蛋白質、脂肪和碳水化合物制定下來，然後乖乖的執行，如此一來，距離減脂的目標也就越來越近了。

　　因為長期進行飲食管理，到近年對食物的組成已經有清楚的概念，也懂得分辨好與不好的食物，甚至肉眼就可以看出眼前的食物大約有多少熱量跟營養素，自然可以聰明的挑選食物，輕鬆的減脂增肌。

減脂失敗常見的十大原因

　　常常收到網友傳訊息詢問：「為什麼我減脂計畫總是失敗？」接下來根據我自身經驗，整理了幾個常見的減脂失敗原因。

1. 自以為吃得很健康

　　常聽到美眉說：「我吃麥片、五穀雜糧餅、養身饅頭，這都很健康了吧？！為什麼還是瘦不下來？」

親愛的，你們吃的這些東西是食物的原形嗎？你確定它真的很健康嗎？了解食物的組成很重要！

2. 忽略了隱形熱量

日常飲食中充斥著非常多的隱形熱量，像是含糖飲料、高油便當、各種加工食品等等，如果你忽略不計這些隱形熱量，減脂失敗不意外。

3. 加工食品吃太多

很多人認為喝「果汁」很健康，水果是富含維生素跟纖維沒有錯，但其實「果汁」幾乎沒有對腸胃有益的纖維質，只剩下糖分，讓人不知不覺喝下大量的熱量。還有高糖份的水果乾、火鍋料、零食等等，這些都是少碰為妙的加工食物。

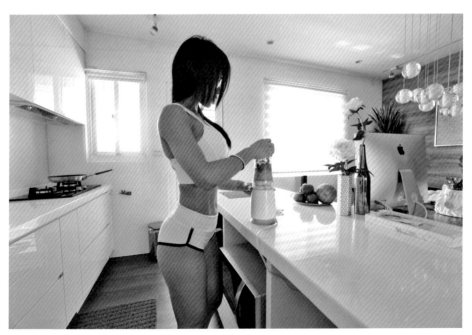

❖ 與其喝純果汁，加入高蛋白的水果奶昔或蔬果汁會是更好的選擇。

4. 纖維質攝取不足

纖維質對減脂來說有很大的幫助，因為纖維質會增加飽足感，讓人耐餓時間延長。纖維質也是腸道細菌很好的食物來源，幫助調節身體。我在減脂的時候，會吃大量的纖維質，不但有飽足感還能吃進營養密度高的食物。

5. 雖然健康，但熱量太高的食物

黑巧克力、堅果，或是酪梨等等，雖然是有益健康的食物，不過熱量偏高，請避免一不留神，不小心吃過量。

6. 蛋白質攝取不足

這是亞洲飲食中很常遇到的問題。蛋白質不但幫助肌肉合成也增加飽足感，尤其在減脂的時候至關重要，因為它可以幫助你保留肌肉，讓你在減脂的同時肌肉流失最小化。

7. 吃太多精緻的碳水化合物

我認為在減脂時期是可以吃碳水化合物的，但有個原則，就是盡量只吃未經加工的碳水化合物。通常未經加工的碳水化合物，它的 GI 值會比較低，GI 值低的好處可以避免血糖突然升高，血糖升高時，雖然感覺很舒服，但接著會進入昏昏欲睡的狀態，當血糖降下來時，會讓你又再度的感到飢餓，增加暴食的衝動。

8. 只專注做有氧運動

只做有氧運動或做太多有氧運動，是非常多人減脂失敗的原因。然而，我會建議大家把專注力和時間花在建造肌肉上面。當你的肌肉建造起來，可以讓代謝提高，你可以吃更多，卻比較不容易胖，而且身形更好看。

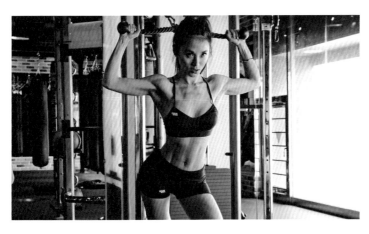

❖ 把肌肉練起來，
　讓身形更好看！

9. 太在意數字

有些人開始健身後，發現體重不減反增，誤以為健身無效。其實你知道嗎？肌肉比脂肪還重，以我自己來說，現在的體重是比健身前還要重的，可是體態看起來卻是更瘦、更精實的。

10. 缺乏耐性

我們追求的是健康瘦，不是挨餓減肥。所以在減脂期間，請多給自己一點時間及耐心，因為你的身體需要時間去適應跟代謝脂肪。只要你走在正確的路上，不用擔心會瘦不下來。

⋮⋮⋮ 少吃不會瘦？！

　　說到減肥，大部分的人直覺反應是——吃少一點，但吃得少真的會變瘦嗎？身體能量攝取不足會限制肌肉的發展，當肌肉無法成長甚至萎縮，就無法享受肌肉量帶來的高代謝優勢。

　　一樣身高、體重的兩個人，一個人肌肉量高，一個肌肉量低。替他們安排吃一樣的東西、一樣的運動量，執行幾週後，肌肉量高的人看起來比較精實瘦，脂肪增加的數量較少甚至還減少脂肪。

　　然而，還是有部分的女生的思想停留在「肌肉是金剛芭比的專屬配備」，但其實肌肉會讓妳體態挺拔顯氣質。肌肉就像隱形馬甲，讓妳挺胸不駝背，小腹緊縮，臀腿緊實，整個人看起來是年輕有朝氣的。

少吃會讓身體代謝變差

　　我們回到遠古時代，那時候的原始人靠採集、狩獵、捕魚為生，有時候運氣不好沒打到獵物，當天就必須餓肚子。而人類是適應力極高的生物，當你攝取的能量不足時，身體為了生存，便會進入「節能模式」，以保住你的小命。

　　而所謂的「節能模式」是身體會降低基礎代謝率，讓耗能最小化來達到能量平衡。甚至會造成肌肉萎縮，因為對身體來說這些沒用的肌肉是在浪費

生存的能量。而長期基礎代謝低下及肌肉流失的情況下，一回到正常飲食，非常容易迅速復胖，即便體重不變，流失掉的肌肉重量也被體脂肪所取代。

研究指出，極端的節食，會導致瘦體素減少，一旦瘦體素降低，我們很容易動不動感到飢餓，無論怎麼吃都吃不飽。而長期熱量攝取不足，會使得新陳代謝下降，不但無法集中注意力、也變得懶散體力差。不想因為少吃變成易胖體質？請回到 p.136，掌握妳的營養飲食計劃。

❖ 少吃會讓身體代謝變差，千萬不要節食減肥。

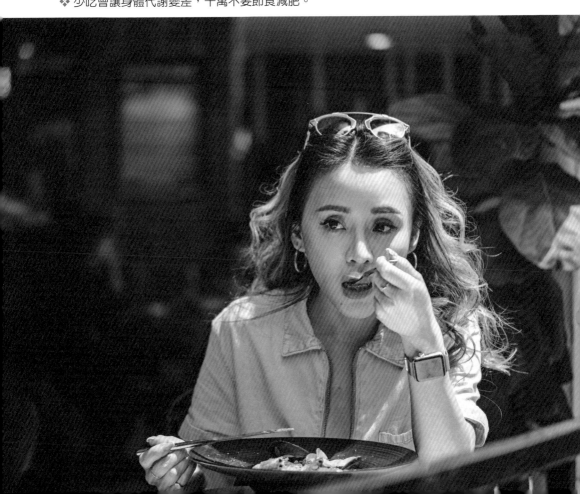

減脂時，如何克服飢餓感？

減脂期最怕的就是「失控暴吃！」如何避免控制不了而功虧一簣？以下是我自己試過覺得有效的方法，提供給大家參考，祝大家都能找到適合自己的方式！

Skill 1 餐與餐之間，不要間隔太久

以我自己的體質來說，長時間沒有進食又到健身房訓練的話，會容易感到飢餓跟暈眩，無法集中注意力，所以一旦接觸到食物就想要暴吃彌補，為了避免這樣的事一再發生，我嘗試採取少量多餐的吃法。每餐只吃六、七分飽，感覺有點餓就再補充少許的食物，一天會吃到 6 至 7 餐。

Skill 2 挑對時間吃

我會避免在早餐時只吃碳水化合物，原因是只吃碳水化合物會讓人在短時間內血糖上升感到昏昏欲睡，血糖很快下降又再度感到飢餓。

所以我會在早餐裡加入一些蛋白質和脂肪，增加飽足感，不會那麼快又感到餓。我也會把碳水化合物盡量放在健身前後吃，原因是碳水化合物是重訓很好的能量來源，而運動後也可用來修復身體。

Skill 3 間歇性斷食

間歇性斷食是近年很具話題的飲食法，建議入門者先用 6 ／ 18 小時的方式進行。也就是一天中 18 小時空腹（包含睡覺），把剩下的 6 小時作為可以進食的時間，也就是一整天只在這 6 小時之間吃東西。

斷食適合一餐要非常大量才會感到滿足的人，或不方便備餐跟準備小點心的忙碌人。間歇性斷食與〈Skill 1〉的少量多餐是完全相反的概念，建議大家都嘗試看看，找到適合自己的方法。但斷食這種極端飲食還是要先確定自己身體功能正常，尋求專業人士的評估與許可喔！

Skill 4 傾聽身體的聲音

很多時候我們想吃東西並不是真的餓，只是想要藉由食物來釋放壓力、得到慰藉跟快樂，不然就只是嘴饞。所以在減脂期間想要吃東西時，我都會停下來問自己：「我現在是真的需要食物嗎？」

Skill 5 轉移注意力

讓自己遠離食物、冰箱、廚房，遠離會讓我聯想到食物的環境。讓自己很忙，轉移注意力，做一些能讓我投入的事，例如：工作、閱讀、剪接影片等等。

Skill 6　多喝水

　　很多時候我們感到飢餓，其實只是身體的缺水反應。所以當我感到餓時，我大部分時間會先喝一些水或是黑咖啡，通常飢餓感會得到緩解。另外在減脂期我也會在餐前先喝一些水，再用餐。

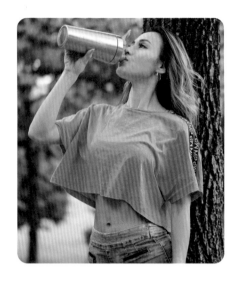

Skill 7　吃原形食物

　　所謂「原形食物」，就是沒有經過加工、食物原本的樣貌。比如：吃單純的豬肉，而不是香腸火腿等加工食品；牛肉就吃真的牛肉而不是牛肉乾。因為加工食品大多會額外添加對人體沒有幫助的調味料跟熱量。

Skill 8　選擇低 GI 食物

　　所謂低 GI（Glycemic Index，升糖指數，簡稱 GI）食物，是指低升糖指數的食物。在吃進低 GI 食物時，血糖會穩定上升，不至於讓血糖直上直下，很快又感到餓。

Skill 9　吃體積大、熱量低的食物

吃體積大但熱量低的食物可以增加飽足感。我喜歡在減脂期間，大量吃生菜沙拉跟菇類蔬菜等的低熱量但是大體積的食物，騙自己的胃說，我現在吃超多超飽，但其實這些食物的熱量都不高，而且蔬菜的微量營養素對身體也有很多好處。

Skill 10　放慢速度，增加咀嚼

刻意增加咀嚼的次數，可以讓食物變得細小後進入腸胃，對消化系統的負擔是比較小的。增加咀嚼，也延長你的進食時間。

你有沒有吃法式料理的經驗？每一道菜份量都不大，並且等很久才上，但每吃到中後段就已經感覺飽足了？因為法式料理把進食時間拉長了。讓大腦有時間去反應：「我們現在在吃東西了」，讓賀爾蒙告訴你開始有飽足感了，不至於吃過多。

Skill 11　睡眠充足

你們有沒有過睡眠不足又很早起床，當天會特別飢餓的經驗？睡眠不足，身體的代謝機能會預期你即將消耗更多額外的能量，讓你想吃進更多食物，但通常我們熬夜醒著的時候，都是在做低耗能的活動（滑手機、看電視），此時多吃進去的熱量沒有被消耗，就會被轉換成脂肪。

在睡眠不足時，體內抑制飢餓的荷爾蒙——瘦素，會減少分泌；促進食慾的荷爾蒙還會升高。

什麼是碳水循環法？

　　碳水化合物可以提供我們身體所需要的能量，幫助肌肉合成，但在攝取過多的情況下，也會轉變成脂肪儲存。

　　那我們應該如何留住碳水化合物帶來的好處，而不要囤積脂肪呢？在最大化減脂的同時，最大化的保留住肌肉，維持或增加肌肉量？這就是碳水循環法的優勢。

碳水循環法的運作

　　碳水循環法操作方式是，在不同活動量日子裡，攝取不同份量的碳水化合物。

　　在有高強度運動課表的那天，攝入較多的碳水化合物（高碳天），讓身體有足夠的能量進行高強度運動，進而有最佳的運動表現，幫助肌肉成長最大化。而在活動量少或是休息天的時候，攝入較少的碳水化合物，或甚至不要攝取（低碳天或無碳天），此時我們的胰島素會下降，避免體脂肪囤積，且我們的胰島素敏感度也會提升，引導身上的脂肪當作能量消耗來源，以達到減脂的目的。

　　一般低碳天（或無碳天）會持續二十四至七十二小時，接著進入高碳天。進入高碳天就意味著，讓更多的葡萄糖進入已經被耗盡的肌肉細胞中，這時候血液裡會充滿較多的葡萄糖及胰島素，有利於身體的修復、保留肌

肉，以及提供訓練時身體需要的能量，並且可以改善因長期處於熱量缺口，新陳代謝低迷的狀態。

新陳代謝低迷的意思是：我們在減脂時，長期處於低熱量攝取的狀態，身體為了自保，會降低我們的新陳代謝，讓我們的能量消耗最小化，得以生存。這時候合成代謝激素會下降，分解代謝激素會上升，造成卡路里的消耗愈來愈少，肌肉甚至可能日漸衰退，如此便造成減脂卡關（平台期）。

碳水循環法的營養素分配

假設我現在的目標是要減脂，我設定一天的熱量攝取為一千四百大卡。以下為我的碳水循環法分配範例。

蛋白質

一般會建議減脂者的蛋白質攝取量約為體重數字（公斤）的 2.2 ～ 2.6 倍的數量（公克）。例如，體重 52 公斤的人，一天的蛋白質攝取量為體重的 2.5 倍，即 52×2.5 ＝ 130 克，這就是我每天需要攝取的蛋白質。但如果有人體重過重，或是體脂過高的話，用這種算法，可能蛋白質攝取量會太高，而身體根本不需要這麼多。這時會建議用粗略、簡單的算法，依照身高數字去攝取相同的蛋白質克數，假設身高 165 公分的人，一天就攝取約 165 克的蛋白質。

脂肪

脂肪在減脂期的攝取量，一般會建議一整天總熱量攝取約為體重的 15 ～ 25％，但以我自己在執行碳水循環法的低碳天時，脂肪總攝取量最高有安排到 40％。

高碳天時，脂肪攝取量最低不要低於體重數字的 0.5 倍，例如，我現在 52 公斤，那我最低脂肪攝取一天不要低於 26 公克（$52 \times 0.5 = 26$）。

前面章節也提過脂肪對身體的好處，為了維持賀爾蒙正常、利於減脂，請別忽略了優質脂肪。

碳水化合物

扣掉蛋白質、脂肪，剩下的熱量就全部留給碳水化合物。

以下表格是我為自己設計的高中低碳水化合物的安排，供大家參考。但請記得這並不一定適合每個人，因為每個人基因不同，就算吃相同食物，身體也可能有不同的反應。就像有些人身體對碳水化合物的反應特別好，吃了覺得精神百倍，訓練的時候很有力量，狂吃甜食、喝含糖飲料還不會胖；但有些人對碳水化合物處理較差，有碳水就很難降體脂肪。最重要的是找到適合你，可以長久並持續執行的方式。

像我是屬於吃碳水化合物，還是可以掉體重，只是很慢。但不吃碳水化合物時，我不但心情差、頭腦笨，連做最喜歡的重訓都會很厭世，所以我為自己設計一個適合我的高中低碳攝取量的安排。

高／中／低碳日		蛋白質	碳水化合物	脂肪
星期一	高碳天	130 克	161 克	26 克
星期二	中碳天	130 克	130 克	40 克
星期三	低碳天	130 克	60 克	60 克
星期四	高碳天	130 克	161 克	26 克
星期五	中碳天	130 克	130 克	40 克
星期六	高碳天	130 克	161 克	26 克
星期日	低碳天	130 克	60 克	60 克

碳水循環法的好處

進行高／低碳水循環能引導身體燃脂，恢復身體代謝狀況，達成同時增肌減脂的效果，這是一個非常先進的飲食法，把身體對於能量的需求發揮到極致。碳水循環法雖然比較麻煩，但是效果顯著，在掉體重的時候特別有動力，就算只是掉一點脂肪，有時候甚至只是水分流失造成體重降低，也覺得超級有成就感的。

在高碳天的時候，我覺得對心裡有非常正面的影響，因為在高碳天可以吃比平常多很多的碳水化合物，早上一起床就特別興奮跟期待。

碳水循環法的缺點

這個飲食法相對其他飲食法較缺乏彈性，你得先設定每天需要的碳水化合物攝取量，必須非常精準，不多不少，並且每天的份量都會調整，相對比較複雜、難以堅持。

而且我覺得在低碳天的時候，滿具挑戰性的，因為你體內碳水化合物較少時，會感到虛弱無力，以我自己來說，我的反應變很慢，腦袋變鈍，沒有辦法思考。

碳水循環法可以提高胰島素敏感度？

前面提到的提升「胰島素敏感度」這是我個人很重視的目標。說到這個胰島素敏感度，其實我們可以透過更好的食物選擇、阻力訓練、增加運動量、肌肉量，來達到提高胰島素敏感度的目的。然而為什麼碳水循環法對提

高胰島素敏感度的幫助有限呢？

　　假設你休息日（低碳天或無碳天），這時候身體的碳水化合物是不足的，會讓你的身體無法最大化恢復，而犧牲了讓肌肉成長的機會，相對的也會犧牲掉提升胰島素敏感性的機會，何況我們的身體沒有那麼單純，前一天吃的食物也會影響第二天的身體反應。

碳水循環法優於其他飲食法？

　　休息日（低碳天或無碳天）不吃碳水，或只吃少量碳水，隔天上健身房，這個時候因為前一天的低碳甚至是無碳，導致身體已經沒有足夠的糖原，所以當天的鍛鍊就會非常辛苦，運動表現不如預期，同樣的犧牲掉肌肉修復及成長的機會。

　　目前為止沒有具體的證據說明，碳水循環這個飲食法是優於其他飲食法的。而且碳水循環法會讓我們的體重起伏較大，較難追蹤，因為 1 克的碳水化合物會伴隨 2 ～ 4g 的水分，也就是說，當碳水化合物的攝取量降低的時候，你體內儲存的水分也會變少，在高碳天補充碳水化合物後，體重也會隨之上升，但大部分只是水分。

　　總之，碳水循環法的嚴格跟操作法複雜，是讓大部分人無法堅持下去的主因，但如果你的生活型態可以配合，我非常鼓勵大家嘗試，是滿有趣的經驗，你也可以藉此得知哪種方法適合自己喔！

健身，可以喝酒嗎？

　　健身到底可不可以喝酒？喝酒會不會變胖？關於酒的問題，也是許健身者想知道的。

　　首先，先以熱量的角度來看吧！還記得前面提過的，你的體重上升或是減少，取決於熱量的盈餘或缺口，也就是當你今天攝取的熱量超過身體所需要的，你的體重就會上升，反之，如果你今天攝取的熱量，是低於身體所需要的，體重就會下降。

喝酒一定會變胖？

　　酒精也含有熱量，1 克酒精約有 7 大卡的熱量。如果把今天喝下去的酒精熱量加進你一整天的預設卡路里中，若你的熱量是有缺口的，也就是總熱量依然是低於你的 TDEE，那就不用擔心會變胖！

　　關於喝酒會變胖存在很多的迷思。很多人會把酒精跟肥胖聯想在一起，其實酒精本身並不會變成脂肪儲存起來，反而是喝酒一邊吃其他食物，那些多餘的熱量就很容易變成脂肪被儲存起來。

　　還有喝醉的時候，比較無法克制對於高熱量食物的慾望，若你當天的總熱量已超標，多餘的能量轉為脂肪一樣會被身體儲存起來。

酒精對身體的影響

我們喝下去的酒精，部分會被大腦代謝掉，這也是為什麼我們會感覺到醉，而其他部分的酒精是被肝臟代謝。

酒精會影響身體對燃料的選擇，也就是影響身體如何使用能量。通常我們身體會把碳水化合物和脂肪轉換為能量供身體使用，但當你喝酒以後，身體會把代謝酒精看為最重要的事情，將注意力放在代謝酒精上，脂肪氧化分解變為能量的速度會變慢，導致你吃下去的脂肪更容易變為脂肪來儲存。

這個時候，碳水化合物也相對的比較不容易轉變為脂肪，這也是為什麼喝酒的時候，少攝取脂肪比少攝取碳水化合物來得重要。但如果你當天的熱量還有缺口，沒有超過 TDEE 的話，你就不用擔心會變胖，因為沒有多餘的熱量可以變成脂肪！

喝酒會影響增肌減脂嗎？

喝一杯左右的酒，不會影響刺激肌肉生長的睪酮素，短期跟少量的飲酒也不用擔心酒精會對睪固酮有不好的影響。

但請注意，我這邊說的是「一杯酒」（笑），如果繼續喝就會產生變化，在喝到 120 ～ 150 克的酒精之後（大約是三杯）的十到十六個小時內，體內的睪酮素水平會降低二十三％，此時，肌肉的合成蛋白會降低，瘦素降低，皮質醇升高，這兩個賀爾蒙變化都是不利於減脂的，一直到三十六小時後，它們才會回復到正常的水平。

所以，過量的酒精會影響肌肉蛋白合成，特別是訓練後會抑制三十七％的肌肉蛋白合成，也就是酒精超量的時候會阻礙肌肉的恢復。但若訓練後喝酒的同時補充蛋白質，肌肉合成的抑制則會降低到二十四％。蛋白質不能避免酒精的負面影響，但是可以減低這個抑制的作用。

結論是少量的酒精，不會影響訓練後的恢復，以及肌肉蛋白的合成，關鍵在酒精的量。

如何喝酒不怕胖？

如何喝酒不怕胖？就是製造更多的熱量缺口啦！例如，在喝酒的前夕，你可以盡量的選擇低卡、高纖維、體積大的食物，總而言之，就是低脂、低碳的食物，甚至你在狂歡前，可以先去運動，製造更多的熱量缺口。在喝酒時，多攝取蛋白質，盡量避免選擇一些糖分較高的調酒、雞尾酒，你可以選擇一些低卡的啤酒，或是直接喝 shot。

記住以下幾個重點，就能安心的和朋友去狂歡啦：

❶ 少量飲酒不會影響增肌減脂跟訓練後的恢復。

❷ 酒精會抑制訓練後的肌肉蛋白合成，但訓練後補充蛋白質，可以減緩抑制的作用。

❸ 喝酒前盡量多製造熱量缺口。

❹ 喝酒後盡量不要吃高脂肪的食物。

── 喝酒隔天要不要訓練？ ──

　　我自己通常喝完酒的第二天是不會訓練的，因為我不知道我前一天攝取酒精的量有沒有抑制到我的肌肉蛋白合成，而且訓練效果也不會太好，還不如在家裡好好休息。

欺騙餐、減脂休息期，該如何安排？

　　欺騙餐、減脂休息期，都是在減脂期很常聽到的搭配方式，但這是必需的嗎？什麼人適合執行、什麼人做會適得其反？

　　請依照自身情況評估，再決定吧！

欺騙餐，吃不吃？

　　所謂的欺騙餐（作弊餐）指的是一週裡面有一餐放縱自己吃邪惡的食物，像是麥當勞套餐加冰炫風、牛肉麵加上煎餃，或是雞排配上珍奶等等。

　　欺騙餐的目的是給自己打打氣，告訴自己前面做得很好，應該得到獎勵。但欺騙餐真的是必要的嗎？假設 A 小姐在減脂計畫中，一整週都很乖的管理飲食，週末有一個邪惡欺騙餐超級開心（我也替她開心）！

　　但！我們要知道一整週的努力是往跨前兩步，當她「無節制」暴吃欺騙餐時，等於往後倒退三步。

　　以我自己來說，已經很久沒有安排欺騙餐了，因為我認為如果一週前六天都乖乖吃健身餐，第七天給自己放縱餐，如果分量沒拿捏好，很可能前六天的努力都白費了。所以我選擇第七天也是有意識的管理飲食，對我來說比較安心。而且我平常喜歡動手自己做好吃又低卡的料理，口腹之慾基本上都有照顧到，對欺騙餐就沒有太大的慾望了，每天都非常享受我的食物。

當然如果你偶爾想吃一下「欺騙餐」慰勞一下自己，也是無妨！只是記得別放縱過頭，讓自己之前的努力跟節制都放水流了。

嚴格執行減脂計畫者，才需要減脂休息期

除了欺騙餐，還有一種是減脂休息期（Diet break），我認為這就是必要的了！

減脂休息期的目的是奮力減脂一段時間後，身體代謝下降導致體重不再往下時，利用增加熱量攝取提高身體代謝，當然也是讓心靈獲得慰藉，滿足長時間減脂對食物的慾望。

但在這邊想提醒大家，我認為非常嚴格執行減脂計畫的人，才有資格做休息期。

一般的休息期會進行 3 ～ 7 天，接著回到原先的減脂計畫中。休息期一定要重訓，不要浪費能量跟營養進到肌肉的機會。建議體重下降，低到原本的 6 ～ 8%，就可以進行第一次的休息期，休息完恢復減脂計畫後，若體脂順利再降低 5% 就可以進行第二次的休息期。

休息期每天吃到大約 TDEE×1.2 倍，營養密度高的食物＞邪惡垃圾食物，因為減脂一段時間後身體缺乏營養，讓身體補充營養、突破卡關（平台期），繼續降低體重，有意識的管理飲食會是最理想的情況。

⠿ 增肌減脂常見 Q&A

　　減脂路上總是充滿疑惑，接下來我將整理出一些大家的常見問題，跟大家分享。

Q1. 什麼時候該進行減脂？

A　我認為若肥胖指數正常且不影響健康的範圍內，什麼時候要減脂，完全取決於自己的審美觀。像有時候的我只是看不慣自己的腰間肉，或是有拍攝的需求，我就會開始減脂。

Q2. 急速減脂的副作用？

A　急速減脂意味著「短時間內減掉體脂」。我認為減脂就像很多事一樣，沒有捷徑！

　　雖然有時因為工作因素，必須在短時間內降低體脂、改善體態而進行急速減脂，但這是非常時期才會採取的激烈手法，平常我還是會盡量以緩慢、循序漸進的方式去減脂，讓身體慢慢的適應。

　　急速減脂的副作用是，很容易把自己的代謝搞壞，而且還很可能會減掉肌肉、流失力量。一旦回復到原先的飲食習慣，或減少訓練量時，就很容易就會復胖。

Q3. 該如何設定減脂目標？

A 這要看你距離理想狀態的距離。一般來說，一週減掉原有體重的 0.5～1% 是可以接受的範圍。若減脂一週成果低於 0.5%，可以檢視自己是不是熱量赤字不夠或是運動消耗不夠。但減脂力道太猛也很有可能減到肌肉及流失力量。

另外，減脂時間越長，體脂往下掉的幅度也會減緩，這時候給自己幾週時間，耐心觀察身體的變化，再適時的做調整。

Q4. 減脂期，訓練菜單該如何改變？

A 減脂期的訓練菜單，跟增肌期或是維持期可以是一樣的。在減脂期要注意的是，盡可能維持跟增肌時一樣的強度跟重量，避免肌肉流失。在增肌時肌肉好不容易成長了，前功盡棄流失掉很可惜。

以人類進化的角度來看，現代人已不需要像原始人般必須有強壯的肌肉才可以求溫飽（因為他們要打獵）。現在的生活型態，人們不需要這麼多的肌肉就可以生存，碩大的肌肉其實對身體是一種負擔，它意味著需要更多的能量消耗。當你不再有那樣強度的訓練時，身體會認為這些肌肉是不必要的，只視肌肉為消耗能量的拖油瓶，此時身體會很聰明的讓肌肉變小。同理，這也是為什麼在減脂期間，要盡量去維持原本的訓練重量跟強度。

Q5. 減脂期怎麼吃？

A 除了確實計算熱量及營養表外，我會盡量選擇一些體積大、熱量低的原形食物，配上比平常更多的多色蔬菜（在增肌期我反而沒有吃這麼

多蔬菜）。另外，我會在烹飪跟調味上用心滿足我的味蕾，讓食慾獲得滿足，避免壓抑太久導致失控暴吃。

Q6. 熱量、營養素的比例如何分配？

A 請參考 p.133 計算 TDEE，p.142、p.143 的營養分配建議。每個人的先天條件及每天消耗的熱量不同，參照別人的總熱量是沒有意義的。而營養素的比例分配，我試過各種不同的方法，這些方法也都有各自的優缺點。

大部分的人在減脂時傾向犧牲碳水化合物的攝取量，我的話則是不特別犧牲，因為長期觀察下來，我發覺自己的體質不適合攝取太少碳水化合物。

但若看此書的妳還沒有勇氣加入健身的行列，我會建議將碳水化合的比例壓低一些，因為你身體其實不需要那麼多。若你已經開始訓練，可參考前面章節建議的比例，試試不同的飲食法，再找出最適合自己的方式。

Q7. 少量多餐好，還是少餐多量好？

A 我自己在減脂時喜歡少量多餐（請參考 p.152），避免餓到，有時甚至睡前都會刻意補充像長效型的蛋白質（酪蛋白），確保在任何時刻都有營養供給我的身體。

但請注意，少量多餐並不是減脂的關鍵，有些人喜歡延後進食時間，像是間歇性斷食（請見 p.153），把進食窗口縮短。例如：早上完全不吃東西，到下午吃第一餐，而這第一餐吃爆炸多，對有些人來說少量多餐沒辦法滿足食慾，更喜歡把餐與餐之間的時間拉長，然後一次吃很多。

減脂的關鍵是在整體的熱量攝取，當你一整天的量是低於你的 TDEE，那體重就會下降。在減脂期能攝取的熱量有限下，我會特別注意訓練前後的進食點，把碳水化合物盡量安排在健身前後，讓我擁有多一點的力氣做重訓，重訓完也馬上補充碳水化合物，幫助身體的修復。

Q8. 減脂是否要戒澱粉？

A 我的答案是否定的（請參考 p.144），我個人較推崇均衡飲食。完全不吃澱粉的飲食法為極端飲食，需經過專家評估再去嘗試比較妥當。

我自己是有嘗試過低碳飲食法，但試過後發現自己並不適合這種飲食法。我的反應是容易累、注意力無法集中、腦袋反應變慢，也沒有力氣做重訓，整個人很虛弱也影響到睡眠。不過也有人覺得低碳飲食很有用，且沒有這些負面影響，所以還是要視個人情況而定，找出最適合自己的方法。

Q9. 健身新手用哪種飲食法會比較適合呢？

A 常有人問，防彈咖啡、生酮、低碳、碳水循環等飲食法，究竟哪種較好？其實這些飲食法都是遵循前面章節說到的大方向：「熱量平衡」。

上述這些飲食法，都是依據一段時間總和下來攝取的熱量是否超過（或不足）該期間所需的。老話一句，適合自己的就是最好的方法。以我自己來說，試過多種飲食減脂後，我還是回到均衡飲食法。

我近年的減脂，碳水化合物的攝取沒有壓的特別低（約每日 100 ～ 175g），但仍有持續在減脂，這種非低碳的減脂雖然讓我減得慢一點，但是體力充足，肌肉也比較飽滿。

再複習一下，基礎代謝率＋日常活動量，就是 TDEE（請見 p.133）。當你一整天所攝取的熱量低於 TDEE 時，你的體重就會降低，若高於 TDEE，則體重會上升。

基礎代謝率：就算一整天躺在床上耍廢，身體維持運作需要的能量。

日常活動量：例如，走路、運動、勞（腦）力支出等。

Q10. 在減脂期，如果卡路里吃完了，但蛋白質還沒吃夠，還要補足嗎？

A 如果正處於減脂期，我會選擇不吃，但請避免這種情況太常發生。減脂成功的祕訣是配合目標有紀律的執行，才能最有效率地接近目標。這也是為什麼人家說健身其實是在鍛鍊意志力跟自律的能力。

Q11. 如何準備減脂餐？

A 我認為簡單方便，可以配合個人生活型態的備餐，就是一個好的方式。因為簡單方便才能長期持續。另一個原則是讓菜色跟調味多樣化，避免吃膩。

Q12. Ashlee 有在練腹肌嗎？

A 從開始健身以來，我幾乎沒有特別練腹肌。因為以前聽過一個說法：腹肌訓練也會有肌肥大的效果。也就是說，腹肌肌肥大時腰圍也可能變大；雖然也有另一種說法：腹肌要練，可以穩定核心。以我個人來說，做

多關節運動在穩定軀幹的同時也會訓練到腹肌，所以沒有特別練。當然，若你追求的是立體的腹肌，或是想要強化核心提高整體運動表現，練腹肌是一個很好的選項。

Q13. 是否體脂夠低「瘦增肌」的效果才會好？

A 所謂「瘦增肌」是在低體脂的情況下增肌，有別於以往「大吃增肌」的觀念（增肌時熱量攝取需超過 TDEE）。

若你尚未達到減脂的目標（體脂還不夠低）時就開始增肌，其實就錯失了「瘦增肌」在低體脂體況下增肌的好處，你能增肌的幅度也不會太大，除非你不在乎隨著增肌一起增加的脂肪讓你看起來較臃腫。

Q14. 初學者什麼時候可以增加重訓重量？

A 「身體的感受度」是最重要的一環，可以參考 p.40 訓練強度 RPE 及 p.44 漸進式超負荷。。在顧好營養及睡眠的情況下，正常來說同樣的重量訓練一段時間後，會變得輕鬆，尤其在新手身上特別明顯。

以我自己為例，若一週前我肩推 10 磅可以做 10 下，但這週做起來很輕鬆，我就會 push 自己，讓自己做到 11 下、12 下（尤其在增肌期時體力較好，心裡也會想說既然都已經吃這麼多了，當然要加強訓練量）。

而以前在減脂期的我，也會 push 自己，把次數重量一直往上加，但往往幾週過後，我會感到筋疲力竭，甚至過度訓練的感覺。

也許是我的身體、我的基因無法讓我這樣操自己，所以現在學聰明了，在減脂期熱量攝取不足、體力不那麼好的情況下，只要求自己盡力保持跟以

往一樣的訓練量。

Q15. 可以不做有氧就達到減脂效果嗎？

A 一直以來我都是以重訓為主，有氧為輔，再搭配飲食控制減脂。雖然少有氧的情況下，降體脂的效果比較慢，但我覺得這種方法比較適合我。可能因為體質的關係，我只要在減脂期間做太多有氧，身體就會不舒服，心情也不好，覺得很厭世，所以一直到現在的減脂期，我甚至沒做任何有氧。

但千萬不要因為我的例子就完全不做有氧，因為有些人的體質確實是需要大量有氧，才能降體脂肪的，而且有氧是增加心肺功能的好運動。所以請試試不同的方式，用心觀察身體的變化，找到最適合自己的方法！

Q16. 體脂過低會造成經期紊亂或停經，是真的嗎？

A 有一種的說法是：當體脂低於 15％，可能造成經期紊亂或停經的情形，但以我自身的經驗是沒遇到過，我認為有可能是我一直很重視營養。尤其在減脂期熱量攝取已經很少，所以我更會挑選「有營養」的熱量，比較少用沒營養的空熱量來滿足口慾或敷衍身體。

而有些人還停留在「減脂要吃水煮餐」的舊觀念中，只吃水煮的食物，完全不碰油脂。其實攝取適當的油脂是必需的，尤其是好的油脂，如堅果、酪梨或魚油都是很好的油脂來源。

油脂和荷爾蒙有很大的關係，當油脂攝取不足，造成荷爾蒙失調時，就可能導致身體出狀況。若你不幸發生經期紊亂或停經，一定要去尋求專業人士的幫助找出原因。

Q17. 可否大膽的減脂，不惜掉一些肌肉，達標後再認真增肌嗎？或是有其他兩全其美的方法？

A 我個人是不會這麼做。我傾向在減脂時認真減脂，增肌時認真增肌。不過，如果你是初學者或是剛復訓，是可以減脂和增肌同時進行的。但若你跟我一樣已經不是健身新手了，會比較難同時增肌減脂，除非有藥物輔助（除非有職業需求，否則我是不建議這麼做）。

Q18. 低體脂可以長期保持嗎？

A 是可以的！而大部分的人無法長期維持低體脂是因為減脂過程訓練太過極端、飲食太過乏味，在達到目標後很難繼續堅持。

這也是為什麼我建議大家進行循序漸近的訓練菜單，飲食也盡量保持豐富多樣性。而在減下來後，可以進行逆向飲食，透過多吃一點來提高代謝，同時保持一樣的體脂率。

Q19. 低體脂會讓胸部變小，如何保持胸部豐滿呢？

A 胸部會不會隨著減脂變小，這是基因決定的。有些人的胸部大部分是脂肪組成，很難避免在掉脂肪時胸部不跟著掉。若你的胸肌跟乳腺佔胸部比較大的比例，那保留住豐滿胸部的機會就比較大。想增進上胸厚度跟乳溝明顯度，訓練胸肌是有幫助的！可讓胸部變得比較挺跟集中。若想超低體脂又有渾圓豐滿的胸部，可能就要尋求外科手術了。

後記

謝謝采實文化出版社,

謝謝我團隊中的每一個人,

也謝謝你看到現在。

寫這本書受益最大的人其實是我,

透過自身分享能幫助到其他人,

帶給我非常大快樂,

期待你跟我一起為更好的自己付出努力。

如果有任何疑問,

歡迎到我的 Youtube 來找我。

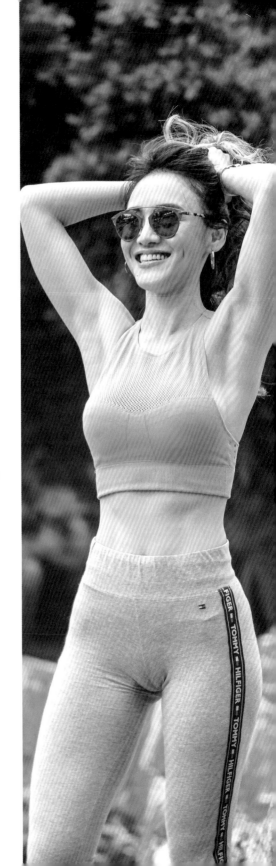

▶ YouTube │ Ashlee xiu

HealthTree
健康樹　健康樹 141

Ashlee 陪你用健身改造自己

作　　　者　Ashlee
攝　　　影　Jamie、Randle
總 編 輯　何玉美
主　　　編　紀欣怡
封 面 設 計　張天薪
內 文 排 版　theBAND・變設計─ Ada
場 地 提 供　Power force fitness 原動力健身房（部分內頁圖片）、
　　　　　　Yoga Kafe 瑜珈・療癒・空間（影片）

出 版 發 行　采實文化事業股份有限公司
行 銷 企 劃　陳佩宜・黃于庭・馮羿勳・蔡雨庭
業 務 發 行　張世明・林踏欣・林坤蓉・王貞玉・張惠屏
國 際 版 權　王俐雯・林冠妤
印 務 採 購　曾玉霞
會 計 行 政　王雅蕙・李韶婉・簡佩鈺
法 律 顧 問　第一國際法律事務所　余淑杏律師
電 子 信 箱　acme@acmebook.com.tw
采 實 官 網　http://www.acmebook.com.tw
采 實 臉 書　http://www.facebook.com/acmebook01

Ｉ Ｓ Ｂ Ｎ　978-986-507-132-5
定　　　價　380 元
初 版 一 刷　2020 年 6 月
劃 撥 帳 號　50148859
劃 撥 戶 名　采實文化事業股份有限公司
　　　　　　104 台北市中山區南京東路二段 95 號 9 樓
　　　　　　電話：(02)2511-9798
　　　　　　傳真：(02)2571-3298

國家圖書館出版品預行編目資料

Ashlee 神力女超人健身計畫 / Ashlee 著.
-- 初版 . -- 臺北市：采實文化，2020.06
176　面；17×23　公分 .
 -- (健康樹系列；142)
ISBN 978-986-507-132-5(平裝)

1. 健身運動 2. 運動訓練

411.711　　　　　　　　　　　109005498

采實出版集團
ACME PUBLISHING GROUP